Te 9/37

T. 3218.
Zbr.

OBSERVATIONS

SUR LES AVANTAGES

ET L'EMPLOI DES PURGATIFS

DANS PLUSIEURS MALADIES.

PARIS, IMPRIMERIE DE C. L. F. PANCKOUCKE,
RUE DES POITEVINS, N°. 14.

OBSERVATIONS

SUR LES AVANTAGES

ET L'EMPLOI DES PURGATIFS

DANS PLUSIEURS MALADIES

PAR JAMES HAMILTON

DOCTEUR MÉDECIN, MEMBRE DU COLLÉGE ROYAL DES MÉDECINS, ET DE LA SOCIÉTÉ ROYALE D'EDINBURGH, ANCIEN MÉDECIN DE L'INFIRMERIE ROYALE DE CETTE VILLE, ET MEMBRE CORRESPONDANT DU LYCÉE MÉDICAL DE PHILADELPHIE.

TRADUIT DE L'ANGLAIS

SUR LA SEPTIÈME ÉDITION

PAR A. LAFISSE

Docteur en médecine de la Faculté de Paris, l'un des médecins de charité du deuxième arrondissement, membre du cercle médical, et associé correspondant de la Société des belles-lettres, sciences et arts de Rouen.

———————◆———————

PARIS

C. L. F. PANCKOUCKE, ÉDITEUR

Rue des Poitevins, n°. 14.

MDCCCXXV.

PRÉFACE

DU TRADUCTEUR.

L'ouvrage dont je donne la traduction est celui d'un praticien consommé, qui expose avec candeur les observations qu'il a faites sur l'emploi des purgatifs dans plusieurs maladies. Le docteur Hamilton entre dans tous les détails nécessaires pour qu'on puisse bien connaître sa pratique, et j'aurais cru m'écarter de ses intentions, en abrégeant quelques parties de son livre. La modestie avec laquelle il offre au public le résultat de sa longue expérience, est bien propre à lui attirer la confiance.

Des amis éclairés m'ont engagé à publier cette traduction, parce qu'elle peut être utile dans un temps où des théories nouvelles ont

*

fait abandonner presque généralement les anciennes méthodes, pour suivre un traitement unique très-simple et très-facile, mais dont les effets ne sont pas toujours heureux. Quel que soit le zèle de nos contemporains pour le perfectionnement de la science, peut-être ne faut-il pas rejeter absolument l'expérience de tous les siècles.

Regarder la physiologie comme la base de la médecine, c'est assurément se montrer disposé à suivre la marche la plus naturelle et la plus convenable, car lorsqu'un organe ou un système d'organes éprouve une lésion quelconque, il s'éloigne plus ou moins de son état normal, et il faut connaître cet état pour avoir un point de départ, un terme de comparaison, dans l'examen auquel on se livre, afin d'établir le diagnostic et la thérapeutique. Mais sans prétendre faire la critique de la nouvelle doctrine à laquelle beaucoup de médecins donnent exclusivement l'épithète de *physiologique*, je me demande si l'on ne restreint pas beaucoup trop le sens de l'expression, et plus je réfléchis sur cette importante matière, plus il me paraît évident que les chauds partisans du nouveau système voient seulement une petite portion de ce que les ma-

ladies offrent à leurs regards. Ils ne reconnaissent qu'une seule cause, qu'un effet, qu'une
série d'agens thérapeutiques. Quand je considère qu'une foule de causes très-variées dans
leur nature et dans leurs effets peut troubler
l'harmonie de nos fonctions en agissant sur des
organes essentiellement différens les uns des
autres, je ne puis croire que le principe d'une
affection soit toujours le même, dans quelque
région qu'elle survienne. Non seulement il serait singulier que l'animal le plus simple dans
son organisation ne pût être exposé qu'à un
seul genre ou pour mieux dire qu'à une seule
espèce de maladies, mais la chose devient beaucoup plus difficile à concevoir lorsqu'il s'agit
de l'homme, qui, placé au sommet de l'échelle
des êtres animés, présente dans sa structure
une complication portée au plus haut degré. Il
n'est pas un de nos tissus qui ne puisse être
irrité; mais toutes les maladies dépendent-elles
de cette cause, et les modifications organiques
qui les occasionent sont elles toujours les in-
dices d'une irritation? S'il fallait attribuer à
cette origine commune chaque symptôme que
nous observons, l'extrême simplicité de la thérapeutique ne serait nullement en rapport avec

les affections si variées qui tous les jours fixent l'attention des vrais observateurs. Un grand nombre de maladies n'ont entre elles aucune analogie; car autrement, les médecins, nos devanciers, n'auraient pas obtenu les succès dont ils ont perpétué le souvenir par leurs écrits. Toute méthode de traitement qui se serait écartée de l'unique but à remplir aurait été funeste, ou pour le moins nuisible, puisqu'elle aurait exaspéré le mal contre lequel on la dirigeait. Ainsi, les stimulans, les toniques, les médicamens propres à favoriser telle ou telle sécrétion, auraient constamment agi comme des espèces de poisons. Mais, dira-t-on peut-être, ces médicamens n'ont jamais été d'une utilité directe; ils ne peuvent que transporter sur la membrane muqueuse du canal alimentaire l'irritation à laquelle d'autres parties sont en proie. Je répondrai qu'en admettant même un pareil résultat, ces médicamens seraient encore utiles dans beaucoup de circonstances. En effet, l'irritabilité du canal intestinal n'est pas telle, qu'il s'enflamme lorsqu'un médecin prudent le met en contact avec des substances plus ou moins excitantes, et c'est ce que je prouverai lorsque je comparerai la structure et les fonctions de ce canal, à celles de la peau. Je ferai maintenant une seule observation : c'est que dans les cas où l'on a fait un heureux emploi des moyens que certaines personnes regardent trop souvent comme incendiaires, il n'est survenu ni gastrites, ni gastro-entérites. On conçoit aisément qu'aucun médecin n'aurait voulu perdre d'un côté ce qu'il aurait gagné de l'autre, et remplacer une maladie quelconque, par une inflammation des plus dangereuses.

J'ai dit que beaucoup de maladies n'avaient aucune analogie entre elles, et je ne crois pas devoir insister plus long-temps sur ce point. Mais cette remarque n'est pas seulement applicable aux affections que nous distinguons les unes des autres en quelque sorte au premier coup d'œil; celles qui portent le titre générique de maladies inflammatoires offrent encore des nuances, et même des différences bien essentielles à saisir. M. Gérard, médecin à Étain (Meuse), a très-bien développé cette opinion en parlant des gastro-entérites (1), et comme on ne saurait

---

(1) *Journal de la Société de médecine de Paris*, cahier de juillet 1824.

trop avoir recours à l'autorité des faits dans une discussion de cette importance, je vais en citer un qui me paraît bien concluant en faveur de ce que je viens d'avancer.

Les médecins qui donnent toute leur attention à la *nouvelle doctrine*, reconnaissent que la dysenterie est une inflammation d'une nature particulière ; mais ils la traitent par les sangsues, et la dissipent il est vrai, mais en débilitant le malade, après l'avoir contraint de rester pendant un temps assez long dans une attitude que son état de souffrance et de malaise lui rend très-incommode. Je puis assurer qu'une potion opiacée (1) m'a toujours suffi dans ce cas, pour faire promptement cesser l'irritation intestinale, et par conséquent la fièvre. Aucun accident ne m'a fait regretter d'avoir employé ce moyen, et chez tous les malades traités de cette manière, la convalescence a été

---

(1) Depuis un certain temps, j'ai renoncé à l'emploi du laudanum, et je préfère la teinture de Rousseau, parce qu'à raison de la fermentation qui s'y établit lorsqu'on la prépare, elle ne peut contenir qu'une très-petite quantité de narcotine. C'est à M. Caventou que je dois cette observation ; et j'ai reconnu qu'en effet la teinture de Rousseau n'exerçait aucune influence appréciable sur le cerveau.

de très-courte durée. Ce traitement de la dysenterie n'est pas nouveau; mais il n'en est pas moins certain que d'après mon heureuse expérience à cet égard, l'inflammation dont je parle n'exige pas d'émissions sanguines, le plus ordinairement. Cela seul sépare jusqu'à certain point la dysenterie des autres affections analogues en apparence; car l'opium qui a de si bons effets contre cette maladie ne serait point un remède si on l'opposait à la plupart des autres inflammations. Il est évident par exemple qu'un organe parenchymateux étant enflammé, ce médicament le jetterait dans un état de torpeur qui mettrait obstacle à la résolution, d'ailleurs si lente dans les tissus de ce genre. Une telle différence dans les effets d'un traitement en annonce une tout aussi grande entre les maladies auxquelles on l'applique : ceci est hors de doute, et je pense que tous les antiphlogistiques appropriés au caractère particulier de chaque inflammation, sont loin d'être bien connus. Il est des distinctions très-utiles à établir en ce genre, et l'ouvrage du docteur Hamilton me paraît jeter un grand jour sur cet objet de recherches. Entre autres maladies que cet auteur a domptées au moyen des purgatifs , je citerai particulièrement la scarlatine, l'hématémèse , et le tétanos. Il est généralement reconnu que dans ces affections , il existe une violente irritation des appareils membraneux , vasculaire , et nerveux. La scarlatine et l'hématémèse ne cèdent souvent que d'une manière incomplète aux émissions sanguines, et bien plus fréquemment encore le tétanos résiste aux saignées générales et locales. Les succès que l'auteur a obtenus dans ces trois cas en suivant une marche différente , suffiraient pour prouver que la médication purgative peut avoir de très-grands avantages, et qu'elle n'est pas le moins précieux de nos moyens curatifs. Saisir les indications , les remplir avec promptitude et sûreté , tel doit être l'objet du médecin, et tout ce qui peut le lui faire atteindre mérite d'êre regardé comme utile.

Avant de pousser plus loin cette discussion , je vais présenter quelques considérations sur les rapports d'organisation qui établissent une très-grande analogie entre le canal intestinal et la peau. Les conséquences que je déduirai de cet examen en parlant des purgatifs , reposeront ainsi non sur des hypothèses, mais sur des observations anatomiques et physiologiques.

Les membranes muqueuses sont depuis long-
temps regardées comme très-analogues à la
peau ; mais les travaux des anatomistes modernes ont démontré que ces deux portions de
l'enveloppe générale étaient composées des
mêmes élémens, et qu'elles offraient seulement
des modifications particulières, selon que l'enveloppe recouvrait tous les organes à l'extérieur, ou que se repliant à l'intérieur, elle for-
mait les membranes muqueuses. Ainsi, l'épiderme existe aux extrémités du canal intestinal;
il diminue et cesse complétement aux endroits
ou l'absorption doit se faire : il en est de même
du réseau nerveux, la sensibilité ne devant
pas être très-grande dans les parties où l'absorption a lieu. Le derme existe également dans
ce canal ; seulement, il est d'autant plus mou,
plus transméable, qu'il donne passage à un
plus grand nombre de vaisseaux destinés à
pomper la lymphe ou le chyle. Le tube digestif se simplifie de plus en plus dans les différentes familles d'animaux ; et dans les dernières, il a tant d'analogie avec la peau, que
le tissu musculaire sous-muqueux sert à la
locomotion ; c'est ce qu'on voit, par exemple,
dans les sangsues. Enfin, comme le dit M. Bé-

clard dans ses additions à l'anatomie générale
de Bichat, « la peau acquiert dans quelques
circonstances tous les caractères des membranes muqueuses; c'est lorsque dans un contact
prolongé avec elle même, elle est privée pendant long-temps du séjour de l'air à son extérieur. Une moindre épaisseur du derme,
une rougeur plus grande de sa surface qui verse
un fluide muqueux abondant, un amincisse-
ment extrême de l'épiderme remplacé par des
villosités très - prononcées, se font remarquer
dans ce cas dont Hébréard a cité un exemple,
dans lequel cette altération a été produite dans
le creux du jarret chez un paralytique, par la
flexion constante de la jambe sur la cuisse. »
On sait d'ailleurs que lorsqu'une portion de
membrane muqueuse, d'intérieure qu'elle était,
devient extérieure, elle prend un aspect d'autant plus analogue à celui du tissu cutané,
qu'elle est plus long-temps en contact avec l'air.

Il résulte de ces faits que la peau et le système muqueux doivent être considérés comme
deux portions de l'enveloppe générale qui sont
étroitement unies entre elles par les traits de res-
semblance les plus marqués. Dès lors, on conçoit aisément l'intime correspondance d'action

qui a lieu sans cesse de l'une à l'autre de ces parties, dans l'état naturel, et dans les maladies. Pour me borner à ce qui rentre dans mon sujet, je citerai la diminution de la sécrétion et de l'exhalation intestinales, quand la transpiration est plus abondante qu'à l'ordinaire, *et vice versâ*. Nous voyons aussi plusieurs maladies de peau se dissiper ou perdre beaucoup de leur intensité, lorsqu'on fait usage de moyens qui attirent les fluides vers les intestins. Je vais maintenant parler d'une des fonctions les plus importantes qui aient été départies au canal alimentaire, c'est-à-dire de l'excrétion dont il est à la fois l'instrument et le régulateur.

Si nous ne pouvons exister sans que les parties nutritives des alimens soient fréquemment assimilées à notre propre substance, l'entretien de la santé n'exige pas moins impérieusement que nos organes portent au dehors tout ce qui leur est étranger. En effet, (1) *la vie et la santé ne peuvent se maintenir sans qu'il y ait continuellement apport de nouvelles molécules, et départ des molécules anciennes. Sans cesse*

___

(1) M. de Blainville, *Principes d'anatomie comparée.*

en action, les forces vitales et les forces gé-
nérales se contrebalencent constamment, et
le degré de vie est proportionné au degré de
supériorité des premières sur les secondes.
Pour que l'avantage soit du côté des forces vitales dans cette espèce de lutte entre elles et les
forces générales ou physiques, il faut que
celles-ci ne ralentissent aucune des fonctions
dont la réunion constitue la vie. Ainsi, lorsque les fèces séjournent dans les intestins au
delà du temps convenable, elles agissent d'une
manière fâcheuse par leur *poids* et par la *pres-*
sion qu'elles exercent sur les parois intestinales. Nous voyons ici des organes dont l'action
est bornée par deux lois physiques. Si l'on réfléchit ensuite sur les qualités nuisibles que les
matières excrémentitielles doivent acquérir par
le fait même du retard qu'éprouve leur évacuation, l'on sentira la nécessité de prévenir ce retard, ou d'en combattre les effets quand il a
eu lieu.

La nature, ainsi que le remarque notre auteur, semble avoir établi comme une des conditions les plus nécessaires à la santé, le retour
d'une évacuation alvine dans chaque période
diurne. Ces évacuations sont plus fréquentes

dans le premier âge, où l'énergie vitale est en quelque sorte double de ce qu'elle sera plus tard, et cela à raison des besoins qui se rapportent à la nutrition, et à l'accroissement de l'individu. D'ailleurs, l'enfance n'est pas soumise à l'empire des passions et des habitudes sociales, dont la plupart s'opposent à ce que les intestins expulsent les fèces aussi souvent que cela serait nécessaire. Parmi ces habitudes, celles d'une vie sédentaire est la principale cause de la constipation, dans un âge plus avancé. Trop communément encore, une fausse honte nous empêche d'obéir au besoin de cette excrétion. Mais quelle que soit la cause de la constipation, elle peut avoir des effets très-fâcheux, et dans un grand nombre de cas, si elle ne paraît pas avoir occasioné tous les symptômes qu'on observe, on reconnaît au moins qu'elle leur imprime un caractère particulier de violence et de gravité. Je pourrais citer ici, d'après les observateurs et ma pratique même, beaucoup de faits qui viennent à l'appui de cette assertion ; mais les observations de notre auteur sont tellement concluantes, qu'il n'est pas nécessaire d'y joindre d'autres témoignages. Je rappellerai seulement ici que

M. le docteur Gondret (1) a dissipé des symptômes de phthisie et de maladie organique du
cœur, en faisant cesser la constipation au moyen
de lavemens d'ipécacuanha.

On conçoit combien il est essentiel que l'estomac et les intestins ne soient jamais troublés
dans l'exercice de leurs fonctions, par le séjour
de résidus alimentaires qui ne pouvant servir à
la nutrition , doivent être considérés comme
de véritable corps étrangers. L'état de gêne que
l'accumulation de ces matières produit dans les
organes digestifs, et qui s'étend des uns aux autres, suspend jusqu'à un certain point l'action
de ces organes, comme nous l'avons dit plus
haut. L'estomac et les intestins tombent ainsi
dans un état d'inertie. Mais ce n'est pas seulement l'abdomen qui présente alors des lésions
de fonctions. Le retard qu'éprouvent la circulation et les sécrétions dans cette partie du
corps, rend ces mêmes fonctions trop actives
dans la poitrine et dans la tête. Les organes digestifs réagissent encore d'une manière sym-

-----

(1) *Mémoire concernant les effets de la pression atmosphérique sur
le corps de l'homme*, page 111, 1819.

pathique sur les poumons et sur le cerveau ;
c'est ainsi qu'on peut expliquer l'oppression
et la céphalalgie gravative qui accompagnent
si souvent une constipation opiniâtre. Maintenant, que l'encéphale ou le poumon soient
dans un état de pléthore antérieurement à la
constipation, l'embarras des intestins augmen-
tera cette pléthore ; le sang distendra davantage les vaisseaux qui le contiennent, et le tissu
dont ils font partie deviendra d'autant plus ac-
cessible à l'irritation. Dans ces circonstances,
pour peu qu'une cause extérieure, telle que la
suppression de la transpiration, vienne accroître
cette prédisposition à l'état inflammatoire, l'organe y tombera nécessairement.

Il est peu de médicamens qui aient été autant en usage que les purgatifs. On n'en est pas
surpris quand on réfléchit sur l'importance de
leurs effets, tant locaux que généraux, et sur
les modifications qu'ils font subir à un grand
nombre d'états morbides. Il est facile de concevoir que certaines substances médicamenteuses,
en agissant d'une manière directe sur l'estomac et les intestins, doivent les mettre dans
des conditions particulières, et influencer plus
ou moins les diverses parties avec lesquelles

ces organes ont des rapports de contiguité ou
de sympathie. Telle est l'action des purgatifs,
dont les effets sont très-étendus et très-variés.
Sans examiner ici les différentes explications
qu'on a voulu donner de leur manière d'agir,
on ne peut nier que ces médicamens n'aient
été très-utiles et ne le soient encore aujour-
d'hui, quand ils sont administrés convenablement. Il suffirait pour se convaincre des avantages qu'ils peuvent avoir, d'observer que des
drastiques distribués au hasard par le charlata-
nisme et l'ignorance, opèrent quelquefois des
guérisons inespérées, quoique souvent, dans des
circonstances moins favorables, ces remèdes
empiriques produisent les accidens les plus funestes.

Les recherches particulières que M. le docteur Broussais a faites sur les inflammations du
tube digestif (1) ont eu des résultats utiles, sans
doute, en inspirant aux médecins le dessein
d'étudier un genre d'affections qui doit tenir
une place importante dans nos cadres nosolo-

---

(1) Le docteur Baker avait déjà publié plusieurs observations
importantes sur les inflammations latentes des viscères abdominaux, dans les derniers cahiers de l'*Ancien Journal de médecine*.

giques ; mais des disciples ardens ont trop étendu les conséquences des travaux de leur professeur. Ils ont bien souvent attribué à la phlegmasie ou à ce qu'ils appellent irritation, des affections purement dépendantes de la diminution des facultés digestives, et de l'accumulation soit des fèces, soit des fluides abondans qui lubréfient la surface intestinale. Tel est le système d'après lequel on a prodigué les sangsues, et l'on a négligé l'usage des purgatifs, considérés comme évacuans. Or, ces deux circonstances, l'inertie du canal intestinal, et l'accumulation des fèces, étant beaucoup plus communes que l'état inflammatoire des organes digestifs, on a vainement combattu l'emberras intestinal par des émissions sanguines, et l'on n'a pas même tenté le moyen de guérison le plus efficace. On a craint d'irriter en donnant les purgatifs, tandis qu'il en est de si doux qu'ils peuvent être administrés avec un avantage réel, dans les cas si redoutés où différentes parties du tube digestif semblent être dans un état de phlogose. D'ailleurs, l'irritation qui accompagne l'effet purgatif, envisagé d'une manière générale, ne peut être considérable, comme le prouve la structure du canal intesti-

**

nal. En effet, les parties de la membrane muqueuse qui sont dépourvues d'épiderme, ne sont pas douées d'une grande irritabilité, le réseau nerveux y étant peu abondant, comme nous l'avons dit. Outre cela, les cryptes et les vaisseaux exhalans y sont plus nombreux que dans d'autres endroits, et par conséquent, ces parties qui ressentent le plus immédiatement l'action des substances purgatives, en émoussent l'aiguillon irritant par la grande quantité de fluides qu'elles fournissent, au moment où le médicament les touche. Ce dernier se trouve ainsi délayé par un véhicule qui ne tarde pas à l'entraîner vers d'autres portions du canal intestinal. Ces déplacemens successifs de la substance purgative sont d'ailleurs singulièrement favorisés par la contractilité du tissu musculaire contigu à la membrane muqueuse, contractilité qui ne permet aux matières contenues de s'arrêter long-temps dans aucune région du tube digestif, même dans celles qui qui, comme le colon et le cœcum, présentent une conformation propre à retarder la marche de toutes les substances ingérées.

Ce qui prouve que l'irritation du canal intestinal est étrangère à beaucoup d'affections, c'est

qu'on obtient souvent une amélioration remarquable, et même une entière solution de la ma-
die, soit en évacuant les fèces qui s'étaient accumulées dans les intestins, soit en augmentant
l'activité des organes digestifs, et en soulageant
ainsi des parties plus ou moins éloignées. Tous
les praticiens savent qu'il y a quelquefois beaucoup d'avantage à donner l'aloës pendant un
temps assez long pour mettre la partie inférieure du rectum dans un état d'excitation qui
attire le sang vers cette région, et le détourne
des organes de la tête ou de la poitrine vers
lesquels il était attiré par une cause analogue.

Il me semble donc raisonnable de croire que
loin de redouter, dans tous les cas, l'irritation
causée par les purgatifs, on doit au contraire
la regarder comme utile dans un grand nombre
de circonstances. Tantôt elle divisera entre plusieurs appareils d'organes, l'excitation qui s'é-
tait vicieusement concentrée dans une seule
partie; tantôt elle communiquera une énergie
salutaire à des organes voisins des intestins.
N'est-ce pas en stimulant avec force les nerfs
qui se rendent de la moelle épinière à la partie
inférieure du rectum, que les purgatifs sont utiles dans certaines paralysies et dans d'autres

affections qui semblent avoir le système nerveux pour siége ? On multiplie les exutoires
dans les maladies du cerveau, des organes des
sens, etc. Mais on ne doit pas perdre de vue
les résultats avantageux qu'on peut obtenir
d'une irritation provoquée sur quelques points
de la surface intestinale. Cette irritation n'étant
que passagère, sera suivie non de phlogose,
mais d'une plus grande énergie dans l'appareil
digestif. Cependant, il est certain que la médication purgative demande beaucoup de prudence, et qu'à côté de bons effets qu'elle peut
avoir, se trouvent les inconvéniens graves d'un
ébranlement général occasioné dans des cas
où rien n'en aurait indiqué la nécessité ; mais
je pense que tout praticien exempt de préventions systématiques n'hésitera pas à faire usage
des purgatifs, toutes les fois que sa propre expérience ou celle d'autres médecins lui en aura
démontré l'efficacité. Des faits bien observés
et présentés avec cette réserve qui caractérise
la bonne foi, conserveront toujours leur authenticité, quelles que soient les théories qu'on admette pour expliquer les désordres qui surviennent dans l'économie animale.

Une vérité qui est reconnue par tous les

bons esprits, c'est qu'en médecine, on parvient souvent au même but par des voies différentes. Le talent sait choisir entre ces voies celle qui présente le plus de probabilités de succès, mais il ne s'attache exclusivement à aucune méthode particulière. C'est aux médecins véritablement amis de l'art et de l'humanité que je présente mon travail. J'en serai bien récompensé, s'ils me savent quelque gré de leur avoir fait connnaître un ouvrage très estimé en Angleterre et en Allemagne. J'ai conservé l'ordre établi par l'auteur. Je me suis seulement permis de supprimer une table comparative des anciens et des nouveaux noms de certains médicamens, parce que j'ai pensé qu'il serait plus commode pour le lecteur de ne trouver que les noms dont on fait presque généralement usage en France.

FIN DE LA PRÉFACE.

ANNONCE

D'un ouvrage du plus haut intérêt pour la science.

———

Traité *zoologique et physiologique sur les vers intestinaux de l'homme, par M. Bremser, docteur-médecin ; traduit de l'allemand par M. Grundler, docteur-médecin de Paris ; revu et augmenté de notes par M. de Blainville, docteur-médecin de la Faculté de Paris, et professeur d'anatomie comparée et de zoologie à la Faculté des sciences, etc. ; avec un Atlas composé de douze planches in-4°. — A Paris, chez C. L. F. Panckoucke. Prix : 12 francs.*

PREMIÈRE PARTIE.

Sur la formation des organisations vivantes dans les corps organisés. — Diverses opinions sur la formation des vers intestinaux. — On ne les trouve ni dans la terre, ni dans l'eau. — Des vers de terre et d'eau ne prennent pas une autre forme dans le corps animal. — Les vers intestinaux ne peuvent vivre que dans le corps humain ou animal. Preuves pour. — Examen de la question : Comment ces vers peuvent-ils arriver dans le corps d'autres animaux ? La génération des vers ou de leurs œufs s'opère-t-elle par l'intermédiaire des alimens ? Preuves contre. — Les vers peuvent bien vivre comme parasites pendant quelque temps dans un autre animal. — Ligules dans l'homme. — Observation singulière faite par M. Brera sur l'inoculation d'œufs de vers. — Les parens peuvent-ils communiquer des vers intestinaux à leurs enfans pendant l'acte de la génération, etc. — Digression de la formation des vers intestinaux sur la formation probable de notre terre. — On ne trouve pas des ossemens d'hommes dans les terrains secondaires. — Nous pouvons distinguer trois genres de corps sur notre terre. — L'acte de la vie est un acte de fermentation. — La différence des animaux mammifères vivipares et des animaux ovipares est plus grande qu'on ne l'a cru ordinairement. — Il paraît qu'il a lieu, pour ainsi dire, chez les vers intestinaux, une répétition de tous les modes de générations d'organisations animales. — Division systématique des vers intestinaux en général. — Description des vers qui séjournent dans le canal intestinal de l'homme : le triocéphale, l'oxyure vermiculaire, l'ascaride lombricoïde, le bothriocéphale, le tænia solium. — Description des vers qui séjournent hors du canal intestinal de l'homme : Du dragonneau.

Nom et histoire de ce ver, et diverses opinions sur sa nature. Description de ce ver. Du diagnostic de l'existence du dragonneau dans l'homme. Des accidens qui arrivent pendant la durée de la maladie occasionée par la présence du dragonneau, et de son traitement — Du hamulaire. — Du strongle géant. — Des trématodes : la douve du foie, le polystome pinguicole. — Des cystica ou vers vésiculaires : le cysticerque, l'échinoccoque. — Sur les pseudohelminthes : ditrachycère rude de Sulzer, ascaris stephanostoma, ascaris conosoma de Jœrdens, cercosoma de Brera, hexathyridium venarum de Teutler, diacanthos polycephalus de Stiebel, les vers des dents. — Appendice.

SECONDE PARTIE.

Des causes de la formation des vers dans le canal intestinal de l'homme. — Du diagnostic de la présence des vers dans le canal intestinal, et des dérangemens qu'ils peuvent occasioner. — Symptômes généraux — Quelques cas où on avait présumé que les vers avaient été la cause de la maladie et même de la mort. — Ils causent divers embarras dans l'estomac. — On a tort de croire qu'ils perforent les intestins. — On les accuse d'être une des causes de l'étranglement d'hernies. — Du traitement hygiénique et thérapeutique contre les vers intestinaux. — Des remèdes en général. — Raison probable pourquoi nous en avons tant. — Expériences faites avec des remèdes hors du canal intestinal. — Des remèdes qui agissent sur les vers d'une manière mécanique. — Des remèdes qui agissent d'une manière spécifique contre les vers intestinaux. — Remèdes à employer extérieurement. — Des remèdes purgatifs. — Du traitement particulier qu'il faut employer contre chaque espèce de vers. — Traitement particulier contre le triocéphale; contre l'oxyure vermiculaire; contre les ascarides lombricoïdes; contre les cestoïdes. — Des différentes méthodes de traitement contre le tænia. — Méthode de traitement de l'auteur. — Appendice par M. de Blainville. — Table d'auteurs par ordre alphabétique.

A

JAMES RUSSEL, ÉCUYER,

PROFESSEUR DE CLINIQUE CHIRURGICALE A L'UNIVERSITÉ
D'EDINBURGH.

MON CHER MONSIEUR,

Si les observations suivantes avaient eu assez d'importance sous le rapport de l'art, pour qu'il eût été nécessaire ou convenable de vous les dédier d'une manière particulière, et si j'avais eu à choisir un Mécène aussi distingué par son mérite littéraire que par l'étendue et la solidité de son instruction médicale, vous êtes la première personne qui se serait offerte à mon esprit.

Toutefois, mes sentimens donnant à mon style une tournure moins cérémonieuse, et par cela même, je pense, non moins agréable pour vous, me portent à reconnaître d'une manière plus simple et plus sincère les nombreuses marques d'amitié que j'ai reçues de vous, et à vous remercier de m'avoir donné, à l'occasion de cet ouvrage, des encouragemens sans lesquels je ne l'aurais probablement ni entrepris, ni terminé.

Je suis, mon cher Monsieur,

Avec une haute considération,

Votre obéissant et dévoué serviteur,

JAMES HAMILTON.

Edinburgh, 1er novembre 1805.

PRÉFACE

DE LA PREMIÈRE ÉDITION.

Comme la doctrine que je professe relativement à l'usage des purgatifs peut sembler nouvelle, je dois, pour obvier à toute espèce de prévention, exposer, d'une part, l'origine et les progrès des opinions que j'embrasse à ce sujet, de l'autre, les faits qui servent de base à la pratique que je recommande. Dans ce but, je crois pouvoir, sans être accusé de présomption, dire quelques mots des occasions que j'ai trouvées d'acquérir des notions étendues et positives sur les différentes maladies dont je traite dans les observations suivantes.

J'ai occupé pendant plus de trente ans, à Edinburgh, des places de confiance et de responsabilité. Pendant toute cette période de temps, j'ai exercé les fonctions de médecin de l'Infirmerie royale, de l'hôpital de George Hériot, et de ceux des marchands et du commerce de cette ville. Au milieu de ces occupations constantes et quelquefois pénibles, les effets des purgatifs donnés dans le typhus, attirèrent de bonne heure mon attention; les faits qui se présentèrent alors à mon observation m'engagèrent à faire des épreuves répétées de ces médicamens, jusqu'à ce que des résultas obtenus avec lenteur m'eurent inspiré de la confiance dans cette pratique. J'ai eu depuis beaucoup d'occasions de confirmer ces observations, qui démontrent clairement l'innocuité et l'utilité des purgatifs administrés dans le typhus, avec les restrictions qui seront indiquées. Je fus ensuite disposé à augurer favorablement de la même pratique dans la scarlatine, et une longue expérience vint confirmer ce jugement; mes vues touchant l'usage des purgatifs s'étendirent ainsi de plus en plus, et au bout d'un certain temps, je les employai avec une hardiesse inusitée, mais avec un avantage manifeste, dans plusieurs autres maladies. Ma propre expérience de l'utilité de cette pratique est ce qui m'a porté à m'y livrer avec constance; mais pour inspirer aux autres le même degré de confiance, il sera nécessaire de présenter les preuves qui m'ont convaincu de sa supériorité sur celles qui sont communément en usage.

Le nombre, l'exactitude et l'authenticité des observations placées dans l'appendice, suffiront je pense, pour faire connaître la solidité des principes sur lesquels je me fonde, et pour convaincre les esprits les plus sceptiques. Une grande partie des sujets de ces observations a été confiée à mes soins dans l'infirmerie, et elles ont été transcrites d'après les registres de cette institution, avec la permission des di-

recteurs. Pour mettre dans tout leur jour l'importance et l'authenticité de ces observations, je ferai
mention de quelques particularités relatives à l'ordre établi dans la pratique médicale, à cet hôpital.

L'université d'Édinburgh s'était déjà fait, à juste
titre, une grande réputation comme école de médecine, quand l'Infirmerie royale fut ouverte, dans l'année 1741. On vit bientôt que l'université et l'infirmerie pouvaient se prêter mutuellement un puissant
secours. Il était évident que l'éducation médicale deviendrait plus complète si les étudians de l'université
étaient admis à l'infirmerie, où ils pourraient s'in-
struire dans la pratique de leur art; tandis que les
fonds de l'hôpital seraient augmentés par la rétribu-
tion que les étudians paieraient pour la liberté qui
leur serait accordée de visiter les malades, et d'observer les traitemens qu'on y établit. En conséquence,
on fit subir aux différentes parties de la pratique dans
l'hôpital, des modifications qui en assurant aux malades des avantages supérieurs, je pense, à ceux dont
ils jouissent dans la plupart des établissemens de ce
genre, fournissaient en même temps aux étudians des
occasions d'acquérir une connaissance pratique de
leur profession, ce qu'on trouve rarement dans les
autres hôpitaux.

D'après les réglemens adoptés par les directeurs,
les médecins de l'Infirmerie royale font chaque jour
leur visite à une certaine heure. Ils se chargent entièrement de leurs malades respectifs, et veillent par
eux-mêmes sur toutes les circonstances qui se ratta-

chent à la conduite du traitement. Les deux médecins nommés par les directeurs ont des devoirs égaux à remplir, et partagent également les malades entre eux.

Un secrétaire est attaché à chaque médecin; c'est communément un jeune homme avancé dans ses études : il demeure à l'hôpital, et exerce une surveillance générale sur les malades dont est chargé le médecin avec lequel il travaille. Indépendamment d'autres devoirs, il est dans l'obligation de préparer par écrit un exposé des symptômes qu'offrent les malades du praticien dont il est le secrétaire; il insère cet exposé dans le journal, et en donne lecture au médecin au lit du malade, dans la visite du lendemain. Le médecin approuve cet exposé, y fait des additions ou des changemens, comme il juge convenable.

On fait régulièrement des rapports sur la marche progressive des symptômes, sur les remèdes prescrits et sur leurs effets, soit tous les jours, soit aussi souvent qu'une maladie chronique peut l'exiger. Ces rapports sont les résultats des détails que les malades donnent eux-mêmes, et de ceux qu'on reçoit des gardes, ou enfin des uns et des autres; ils sont dictés par le médecin à son secrétaire, qui à l'instant les reporte dans le journal. Tous ces travaux se font en public, sous les yeux d'un grand nombre de jeunes gens qui suivent l'hôpital, et parmi lesquels il est beaucoup de bons juges de ce dont il s'agit.

Les rapports du médecin doivent ainsi renfermer,

telles qu'elles se présentent, toutes les circonstances des maladies particulières, circonstances sur lesquelles il n'a aucune influence, et qui doivent inévitablement diriger sa pratique. En outre, le médecin de l'Infirmerie royale s'y rendant tous les jours, se trouve à portée de suivre sa pratique avec une précision et une exactitude particulière; c'est à quoi l'excitent encore l'intérêt dont il ne peut être dépourvu envers ses malades, qui sont assez souvent des étrangers sans appui, et la publicité que recevront certainement tous ses procédés à leur égard, ce qui le soumet fréquemment à des épreuves délicates.

Des observations de ce genre, qui ne peuvent être modifiées dans leur ensemble par des vues particulières, et que le médecin ne peut en aucune façon retoucher après coup, possèdent une authenticité qui leur est inhérente; et lorsqu'on réunit des faits, elles se présentent avec une autorité irrécusable. En vérité, je m'estime heureux d'avoir à produire des documens de cette espèce, pour étayer une pratique qu'on peut regarder comme devant être confirmée par l'évidence la plus incontestable. Ces observations insérées dans les différentes parties de l'appendice, sont datées de l'Infirmerie royale.

Pour donner plus de force à ces preuves de l'utilité des purgatifs dans les maladies dont je traite, j'ai placé dans les parties de l'appendice qui y sont relatives, des observations tirées de ma pratique particulière; et, bien que celles-ci n'aient pas en leur faveur des témoignages publics tels que ceux dont j'accompagne les observations extraites des registres de l'hôpital, j'espère cependant qu'elles seront reçues avec toute la confiance due à des récits qui reposent sur l'autorité individuelle d'un praticien quelconque. La complaisance de mes amis qui ont bien voulu me communiquer les faits qui leur étaient particuliers , me donne les moyens de mettre dans une plus grande évidence encore les avantages de la méthode que je recommande ; cela est d'autant plus agréable pour moi, que des hommes hautement estimables dans leur profession , témoignent ainsi qu'ils approuvent et adoptent dans les cas auxquels leurs communications se rapportent, la pratique que je me suis efforcé d'introduire.

Avant de terminer ces remarques préliminaires , qu'il me soit permis de déclarer que je ne me lance point de mon plein gré dans le public, en qualité d'auteur ; mais que différentes raisons me portent à surmonter ma répugnance à cet égard, et donnent même à l'exposé sans réserve de ma pratique le caractère d'une mesure de prudence et de défense personnelle. Un certain nombre de jeunes gens intelligens et instruits, qui suivent l'hôpital, se sont familiarisés avec le libre usage des purgatifs qu'ils m'ont vu employer si avantageusement. C'est ainsi que les particularités de ma pratique se sont répandues insensiblement dans le monde, sans être accompagnées des preuves et des explications que je ne pouvais y joindre. Elles ont été annoncées avec partialité dans un écrit périodique, et elles ont été, dans un autre, le sujet d'une critique empreinte de précipitation et d'erreur. Craignant donc que sous ces influences défavorables ma pratique ne fût mal saisie, et par conséquent négligée, j'ai voulu la soustraire à la mauvaise foi et aux préjugés, en la présentant au public dans mes propres termes.

Je me soumettrai à la décision d'un tel juge avec déférence et respect; j'ai la plus grande confiance dans son impartialité, et j'aime à croire qu'aucun médecin distingué ne condamnera cette pratique avant d'en avoir fait plusieurs essais, conformément au plan que j'ai moi-même suivi.

Edinburgh, 1er novembre 1805.

PRÉFACE

J'ai fait observer dans la quatrième édition de cet ouvrage que plusieurs exemples du défaut d'action des purgatifs avaient été attribués à quelque fraude, ou à la fausseté du principe d'après lequel ils avaient été administrés. Relativement à ces exemples néanmoins, il parait qu'on a méconnu le principe même suivant lequel on pense que je recommande l'effet purgatif complet. Cette conclusion erronée semble tirer son origine de l'association établie dans l'esprit, entre l'effet purgatif, et l'emploi des purgatifs. J'ai dit que la règle dont je ne m'écartais en aucune manière, était de prévenir la constipation, et d'éviter en même temps la purgation. Ce principe est développé dans beaucoup de passages de mon livre; il répond au but général de mes observations, et il est confirmé par les détails de celles qui sont placées dans l'appendice.

J'ai pareillement saisi l'occasion d'établir, dans la préface de la quatrième édition, que, dans la sphère de ma pratique, la chlorose, l'hystérie et la danse de Saint-Guy s'étaient depuis très-long-temps montrées

plus rarement qu'auparavant, et j'ai ajouté que, si
cette observation coïncidait avec l'expérience des autres, il pourrait être intéressant de rechercher jusqu'à quel point la connaissance de mes opinions, et
la manière particulière dont je conseille d'administrer les purgatifs, pouvaient avoir contribué à diminuer la fréquence de ces maladies.

Ayant revu dernièrement mon travail avec une
grande attention, je dois commencer ici par quelques
observations. Mon objet principal a été de le réduire
à une étendue moindre que celle dont il a été jusqu'ici, en lui enlevant tout ce qui semblait superflu
en explications, tandis que je conservais tout ce qui
prouve suffisamment l'utilité de ma pratique. Dans
ce dessein, j'ai modifié quelques parties du texte,
et les conclusions analogiques du douzième ou dernier chapitre ont été supprimées, parce que j'y
voyais des sujets de recherches plutôt pour l'avenir
que pour le présent.

J'ai retranché quelques histoires peu intéressantes
de maladies traitées à l'Infirmerie royale, quelques-
unes des communications les moins importantes de
mes amis et de mes correspondans, et toutes les opinions des auteurs sur la médecine qui se fait à l'aide
des purgatifs ; témoignages que mon respect pour
mes confrères, et le désir d'éviter un ton dogmatique, m'avaient d'abord engagé à rapporter comme des
argumens en faveur de ce qu'on aurait pu regarder
comme une innovation en fait de pratique. Toutefois, l'accueil favorable que ce livre a reçu pendant

l'espace de seize ans qui se sont écoulés depuis la première édition, m'a porté à croire que ces secours lui étaient devenus moins nécessaires, et que, sous un moindre volume, il pourrait avoir en quelque manière plus de chances d'utilité, ou qu'il m'était au moins permis de l'abandonner à son propre mérite.

On pensera peut-être qu'il existe encore un trop grand nombre d'observations extraites des registres de l'hôpital; mais elles sont utiles, en ce que les occasions qui se présentent d'y renvoyer me donnent les moyens d'étendre les développemens de mon opinion beaucoup plus qu'on ne pourrait l'exiger autrement. Elles serviront d'ailleurs de guide à l'étudiant et au jeune praticien, qui, en adoptant mes vues, peuvent désirer d'approfondir et d'étendre la pratique que je recommande.

Cet ouvrage a gagné, je l'espère, sous ces rapports; je le donne pour la dernière fois, avec une déférence respectueuse, au public indulgent.

OBSERVATIONS

SUR LES AVANTAGES

ET L'EMPLOI DES PURGATIFS

DANS PLUSIEURS MALADIES.

CHAPITRE PREMIER.

Remarques préliminaires sur les obstacles qui s'opposent aux progrès de la médecine.

Les médecins sont en général dirigés dans leurs premières études par les doctrines professées dans les écoles, par les opinions des auteurs qu'ils ont consultés de préférence, et par la pratique de ceux dont ils se sont proposé de suivre l'exemple. Mais l'instruction et l'expérience qu'ils acquièrent ensuite par leurs rapports personnels avec les malades, les disposent à modifier plus ou moins les opinions et la pratique qu'ils peuvent avoir adoptées dans l'origine.

On dit d'après cela, et sans en donner aucune bonne raison, que la médecine est une science variable et incertaine. Les changemens qui ont lieu à cet égard sont les résultats du zèle et des travaux des praticiens, et tendent à perfectionner la science, quand ils sont amenés par le bon sens et par l'observation attentive. En conséquence, représenter la pratique de la médecine comme variable, à cause d'innovations inséparables de sa marche progressive, c'est porter un jugement faux et partial sur la question. Tous les arts pratiques pourraient essuyer le même reproche au même titre, et avec autant de justice.

A la vérité, les progrès de la médecine ont été lents, si on les compare à ceux d'autres branches des sciences et des arts. L'étendue et les difficultés du sujet rendront en partie raison de cette circonstance, tandis qu'en même temps il doit être évident que l'avancement de cette science sera influencé par le caractère, le génie et l'instruction de ceux qui la cultivent, et par l'esprit des systèmes dominans de philosophie, qui s'entremêlent toujours plus ou moins au raisonnement, en médecine. Ces circonstances renferment les principaux obstacles qui s'opposent à l'avancement de l'art de guérir, et qui peuvent être examinés dans l'ordre suivant :

1°. Les symptômes et les modifications morbides qui s'offrent successivement aux yeux de l'observateur attentif sont si variés, qu'il lui est souvent difficile de les exprimer par des mots, et plus encore, de rendre compte des idées qu'il s'est formées sur leurs rapports obscurs. Cette tâche, fût-elle même plus facile à remplir, chacun n'a pas le loisir ni les occasions nécessaires pour écrire ses observations. Ainsi, le genre d'instruction qui constitue en grande partie ce qu'on entend par expérience en médecine, meurt trop souvent avec l'individu, et est perdu pour la masse des connaissances médicales.

2°. Les praticiens se sont, pendant long-temps, forgé des chaînes, en accordant trop de confiance aux opinions des anciens. Non-seulement ils ont respecté ces opinions, mais ils les ont encore vantées comme des exemples de vérités en médecine, et les ont adoptées comme les seuls guides sûrs et fidèles; ils se contentaient d'une pratique sanctionnée par des hommes d'un grand mérite, et il leur semblait que l'autorité de ces savans s'étendait sur tous les genres de recherches et de découvertes. Les médecins n'avaient jamais osé penser ou raisonner par eux-mêmes, avec cet esprit libre et indépendant qu'ils auraient dû conserver. Bien plus, nous sommes encore disposés, dans ce siècle, à nous prosterner trop humblement devant les pères de la médecine. Ces préventions ne permettent pas toujours aux praticiens de voir dans son vrai jour ce qui s'offre à leurs yeux. Ils peuvent être induits en erreur, et donner à leurs observations des couleurs qui trompent les autres.

3° Ajoutez à cela qu'en conduisant le traitement de maladies pénibles et dangereuses, les médecins ont été portés, par une hésitation qui fait l'éloge de leurs sentimens, à employer un mélange de différens remèdes actifs, ou à en établir une succession tellement rapide, qu'il a été difficile de dire auquel de ces remèdes on devait rapporter les changemens qui étaient survenus dans le cours de la maladie. La lenteur des progrès de l'art peut être attribuée en grande partie à cette circonstance.

4°. L'histoire de la médecine prouve clairement aussi que la théorie ou le raisonnement n'a pas peu contribué à en retarder les progrès. Les médecins ont dans tous les temps suivi la propension naturelle à l'homme de former des hypothèses, et ont élevé des systèmes par lesquels ils ont cherché à se fixer, au milieu des doutes et des difficultés. Mais, ne connaissant pas bien la structure des organes, et n'ayant pas des idées nettes sur leurs fonctions, ils n'ont pu établir aucune théorie solide. Ce fut ainsi que les pathologies humorale, chimique, et mécanique, se montrèrent sous la forme de systèmes indépendans. Chacune de ces pathologies, considérée isolément, fournit plusieurs conclusions justes et importantes, qui néanmoins ne peuvent servir de base à une théorie générale.

5°. D'un autre côté, l'ardente passion des professeurs de médecine eux-mêmes pour la célébrité s'est opposée à la combinaison heureuse de ces systèmes entre eux, et aux avantages qui auraient pu en résulter. La gloire d'établir une nouvelle théorie et de fonder une ère nouvelle en médecine, a excité successivement les chefs de chaque secte à faire leurs efforts pour renverser les systèmes de leurs prédécesseurs, dans le dessein de donner plus de force à leurs propres doctrines, et de les faire briller à l'abri de toute rivalité.

6°. On peut aussi remarquer que les dogmatistes se sont quelquefois créé des idées qui reposent, non sur les faits et sur l'expérience, mais sur l'ensemble d'un raisonnement conjectural. Les systèmes de cette espèce ont borné les recherches rationnelles, et ont éloigné de la saine pratique, parce qu'elle ne s'accordait pas avec les principes sur lesquels ils sont fondés. En nous faisant rejeter les explications les plus claires de faits importans, ils ont souvent introduit dans les doctrines médicales un langage obscur, dont il est à craindre que de fausses conséquences pratiques n'aient été tirées.

Je ne m'arrête pas avec plaisir sur ces causes, par lesquelles j'appréhende que les progrès de la médecine n'aient été retardés. Je respecte la mémoire de ceux de mes prédécesseurs dont les travaux ont obtenu, pour l'art de guérir, un rang distingué dans l'estime des hommes. Cependant, comme ils ont quelquefois échoué quand ils voulaient reculer les limites de l'art, il faut que leurs revers nous servent de leçons, et que nous évitions les circonstances qui les ont causés. Nous ne devons pas approuver humblement des opinions, quelque respectables qu'elles soient par l'âge et par le savoir de leurs auteurs, mais recevoir avec une méfiance louable l'exposé des faits que les autres nous communiquent, et attendre que nous ayons pu en constater l'exactitude. Nous devons contenir dans de justes bornes une confiance présomptueuse en nous-mêmes, et examiner scrupuleusement tout ce qui a pu nous paraître avoir de l'importance en théorie ou en pratique, avant de l'adopter pour nous-mêmes, ou de le soumettre à l'examen des autres. Nous devons surtout nous abstenir de conclure précipitamment, et de généraliser; ce qui n'a lieu que quand on raisonne d'après une opinion.

Que notre but essentiel soit d'établir par des conséquences déduites avec réserve des faits, des principes solides qui puissent nous conduire à la découverte d'autres faits, et de nous élever de ces derniers à des doctrines plus générales, ou à une théorie médicale substantielle, et bien liée dans toutes ses parties. Tel est le véritable dogmatisme; il nous fera plus promptement acquérir des connaissances utiles, et nous donnera les moyens de coordonner leurs différentes parties d'une manière plus facile et plus précise, que ce maigre empirisme si vanté à une certaine époque, mais qui ne peut et ne pourra jamais exister sans la théorie ou le raisonnement même incorrect.

CHAPITRE II.

Remarques préliminaires sur les fonctions de l'estomac et des intestins.

La partie nutritive de nos alimens est préparée et séparée des autres par les changemens qu'ils subissent dans la bouche, l'œsophage, l'estomac, et les intestins. L'acte de la digestion commence dans l'estomac, et à l'aide des fluides sécrétés par le foie, la rate et le pancréas ; il est achevé dans les intestins grêles, tandis que les vaisseaux lactés qui s'ouvrent à leur surface interne absorbent le fluide nutritif, et le portent dans le système circulatoire. Le résidu des alimens ne pouvant nous servir de nourriture, fait partie des matières excrémentitielles qui sont portées directement au dehors par le canal intestinal. Il est probable que ce résidu est poussé dans le colon plus ample, à l'endroit où l'iléum y pénètre par une ouverture latérale disposée de manière que les matières contenues dans le colon ne peuvent plus retourner en arrière. Ces circonstances distinguent les fonctions des intestins grêles de celles des gros intestins, distinction qu'on ne fait pas ordinairement dans des vues thérapeutiques. Les premiers préparent complétement la masse alimentaire et la rendent propre à être absorbée, tandis que les seconds reçoivent et retiennent les matières fécales, jusqu'à ce qu'après s'être accumulées et avoir peut-être éprouvé certains changemens, elles soient évacuées en certaine quantité, et à des intervalles déterminés.

D'ailleurs, les glandes nombreuses des intestins excrètent des fluides qui sont devenus nuisibles, et qui forment la plus grande partie des fèces. Le canal intestinal coopère à cette dernière fonction avec les autres organes excrétoires, c'est-à-dire la peau, les poumons et les reins, qui sont tous liés les uns aux autres à raison des rapports qui les unissent en commun à toutes les autres parties; et l'un d'eux compensera jusqu'à un certain point, pour un temps limité, la suspension dé l'action des autres. Il est cependant nécessaire que chacun d'eux ait toute son activité, pour que la santé soit bonne et que la vie soit entretenue.

La régularité des évacuations alvines influe d'ailleurs d'une manière particulière sur l'état plus ou moins sain de l'estomac et des intestins eux-mêmes. L'urine et la matière de la transpiration se portent au dehors dès qu'elles sont sécrétées, et ne surchargent pas les parties qui les produisent. Il est vrai que la rétention de ces excrétions exerce, dans un temps quelconque, une influence souvent très-nuisible sur tout l'organisme; mais la peau et les reins n'en éprouvent aucune altération. Il n'en est pas de même pour les intestins. Séparés de l'atmosphère au moyen de laquelle la transpiration s'évapore, et n'offrant point d'appareil analogue à la réunion de la vessie urinaire avec les reins, ils sont le réservoir des matières fécales telles qu'elles se forment, et les retiennent jusqu'au retour de l'évacuation périodique ordinaire. Celle-ci peut devenir irrégulière par différentes causes qui, jointes à la faculté que possèdent les gros intestins de se laisser distendre sans qu'il survienne aucun malaise, donnent fréquemment lieu à l'accumulation progressive des fèces, d'où résultent l'interruption de l'action de l'estomac et des intestins, et par suite, des affections très-dangereuses.

Dans la première et la seconde enfance, les éva-

cuations alvines sont fréquentes, et les fèces sont liquides. Dans un âge plus avancé, les matières sont
rendues, en général, une fois en vingt-quatre heures,
et quoique molles, elles conservent une forme trop
connue pour qu'il soit nécessaire de la décrire; elles
ont une couleur jaune, et une odeur particulière.
Ainsi, quand elles sont évacuées moins souvent que
l'âge ne l'exige, quand elles sont dures, qu'elles n'ont
plus leur couleur ni leur odeur naturelles, cela indique un dérangement de l'estomac et des intestins, et
il est à craindre qu'il ne se déclare une maladie, si
même cela n'est pas encore arrivé; car on ne doit pas
croire que des organes d'une aussi haute importance
dans l'économie animale que l'estomac et les intestins puissent être long-temps dans un état d'inac-
tion, et la santé rester intacte. Je sais, à la vérité,
que la constipation peut quelquefois exister, même
à un très-haut degré, chez des personnes robustes
et saines sous d'autres rapports, sans inconvénient
immédiat. Dans ces constitutions, le système circulatoire a beaucoup d'énergie; les fluides excrémentitiels peuvent, en conséquence, être assez promptement éliminés par les autres voies excrétoires, pour
que les intestins n'aient plus qu'à en sécréter une
quantité petite relativement, et non susceptible de
les exciter assez par son volume pour les disposer à
déterminer des évacuations régulières. Toutefois,
les matières ayant acquis ce volume par degrés, se
portent enfin au dehors, en présentant beaucoup de
consistance. Mais cette constipation constitutionnelle

n'est pas exempte de dangers, et l'on doit désirer dans tous les temps de la prévenir.

L'expulsion des matières contenues dans les intestins s'effectue au moyen d'un mouvement vermiculaire, ou, comme on l'a appelé, péristaltique de ces organes, de haut en bas ; regardant en conséquence la torpeur ou le défaut de ton des intestins comme devant causer de grands désordres en interrompant ce mouvement, on emploie, pour y remédier, des médicamens stimulans ou toniques. Quoi qu'il en soit, je suis disposé à penser que les symptômes qu'on rapporte à un défaut de ton dépendent plus essentiellement de l'obstacle qui est opposé par la constipation au mouvement péristaltique. Dans ce cas, il nous est facile de concevoir que le colon distendu ne peut, à raison du défaut d'espace, recevoir les matières que les intestins grêles contiennent, et qui séjourneront ainsi dans toute l'étendue de ces derniers. L'action de ces intestins étant interrompue cessera bientôt entièrement, ou sera enfin intervertie. Nous avons journellement sous les yeux les affections variées qui en résultent ; le soulagement que nous observons dans ces circonstances, peu de temps après avoir donné un purgatif, et la cessation de la maladie lorsqu'il agit librement, prouvent que cette opinion est fondée.

Si nous considérons encore que les exhalations qui se font dans la cavité des intestins sont excrémentitielles, et que leurs produits étant retenus au-delà du temps convenable subiront des changemens, et prendront une âcreté nuisible; si de plus, nous examinons les rapports de sympathie que beaucoup d'organes de notre économie compliquée ont avec l'estomac et les intestins, nous reconnaîtrons nécesrement la grande influence que ceux-ci doivent avoir sur le bien-être, la santé et la vie de l'individu.

Ces considérations sont importantes, et devraient fixer notre attention sur toutes les irrégularités des évacuations alvines. Cela paraîtra plus nécessaire encore, si l'on réfléchit sur plusieurs causes inévitables dans la vie sociale, qui nous exposent particulièrement à la constipation; tels sont : un mauvais régime, l'intempérance, des occupations sédentaires dans un air impur, et non renouvelé. Ces objets méritent encore notre attention sous le rapport de la thérapeutique. On admet que les médicamens sudorifiques et diurétiques employés pour rappeler les sécrétions de la peau et des reins, opérant à travers la circulation, possèdent souvent des propriétés délétères, et n'ont que des effets incertains et irréguliers, tandis que les moyens propres à dissiper la constipation agissent directement sur le siége de la maladie, ne sont pas nuisibles, et trompent rarement notre attente.

Les maladies de l'estomac et des intestins sont nombreuses et importantes; elles ont donné lieu à beaucoup de discussions théoriques, et à des pratiques variées. Mais j'irais au-delà de mes intentions présentes, si je m'engageais à traiter un sujet aussi étendu, avec le détail convenable. Je me propose de resserrer mes observations dans un cadre plus étroit, et de jeter un coup d'œil sur un petit nombre de maladies qui, comme je m'en suis assuré, tiraient leur origine de la constipation, ou du moins lui étaient liées d'une manière intime.

On ne dit certainement rien de neuf en avançant que l'embarras du canal intestinal nuit le plus souvent à la santé. Mais quand je dis que cet état accompagne et agrave les autres symptômes des fièvres, et qu'il est la cause prochaine de certains désordres qui surviennent chez les enfans et les jeunes gens, je sais que j'avance des opinions en grande partie nouvelles ; j'espère cependant qu'elles paraîtront également raisonnables au médecin qui aura lu ce qui suit ; car j'ai reconnu que la régularité des évacuations alvines a une grande part dans la médecine prophylactique , et nous indique la nécessité de conseiller à ceux qui veulent conserver leur santé ou la rétablir quand elle est altérée, de faire beaucoup d'attention à cette circonstance. Il est peut-être bon d'engager, dans cette vue, les personnes valétudinaires à renoncer aux habitudes et aux usages des gens riches ; à fuir la foule de la ville, les amusemens attrayans, et les occupations variées auxquelles on se livre dans un local privé d'air, ou même insalubre ; à éviter les tables de luxe, l'indolence et les veilles ; à revenir sur les pas qu'elles ont fait pour s'éloigner de la simple nature, et à rechercher la campagne, l'air pur, et un régime sain. Il peut cependant ne pas être convenable de suivre cet avis. On ne fait pas toujours cesser, en s'y conformant, la constipation et les maux qui en sont la suite. Dans ce cas, comme dans ceux où la constipation cause ou accompagne une maladie, les purgatifs deviennent nécessaires.

CHAPITRE III.

Remarques préliminaires sur les purgatifs.

La liaison qui existe entre des organes éloignés les uns des autres et chargés de fonctions différentes, a toujours rendu difficile l'ordre à établir dans la matière médicale, qui a pour base l'action ou les effets des médicamens sur le corps humain. Il en a particulièrement été ainsi pour la classification des purgatifs; car on sait bien que les émétiques et les sudorifiques ont cela de commun, qu'à certaines doses et dans certaines circonstances, ils n'agissent plus comme à l'ordinaire, et produisent des évacuations alvines. Diverses applications faites sur le ventre ont un résultat semblable. Parmi ces dernières, celle du froid se fait remarquer, bien que ceux qui se sont occupés récemment du sujet intéressant et populaire des affusions froides, n'aient donné presqu'aucune attention à cet effet, qui cependant peut contribuer beaucoup à régler la pratique des bains froids, tant en santé qu'en maladie; car on peut attribuer, partiellement au moins, à cet effet évident les avantages des applications d'eau froide dans les fièvres, au moyen de l'éponge ou de l'affusion. Quoi qu'il en soit, les praticiens observent ces actions diverses des médicamens, sans s'inquiéter des difficultés qu'elles opposent à leur classification, et admettent uniquement comme purgatifs les médicamens qui ont un effet direct sur les intestins dans un temps court ou déterminé, soit qu'on les ait introduits dans l'estomac, soit qu'ils aient été mis immédiatement en contact avec le rectum.

Les purgatifs ont été employés dès l'enfance de la médecine. Mais, quoiqu'ils aient été vantés tant par les anciens que par les modernes, et que les praticiens de tous les temps aient donné leur attention aux indications qu'ils voulaient remplir par le secours de ces médicamens, je ne pense pas qu'on ait toujours saisi toute l'étendue de leur utilité, ni qu'ils aient toujours été administrés d'une manière convenable.

Des médecins imbus des notions de l'astrologie judiciaire ont prescrit les purgatifs à certaines époques de l'année, dans l'opinion qu'ils seraient utiles ou nuisibles selon les saisons, la conjonction ou l'opposition des planètes, ou les phases de la lune. Heureusement, la pratique raisonnée a depuis longtemps fait justice de ces rêveries, et on ne les retrouve plus que dirigeant les sages conseils de la matrone du village.

Les partisans de la pathologie humorale appelèrent

les purgatifs à leur aide pour expulser la matière pec-
cante, qu'ils supposaient avoir été préalablement
séparée de 'a masse du sang par une fermentation suffisante. Ils enseignèrent aussi que des purgatifs différens avaient des propriétés distinctes, et que, par un
effet spécifique, ils expulsaient des fluides divers.
Ils parlèrent ainsi de cholagogues, de phlegmago-
gues, d'hydragogues, de mélanagogues; et ils choi-
sirent, avec une sagacité peu commune, le purgatif
propre à chasser l'humeur qu'ils supposaient prédo-
miner pour le moment. Toutefois, cette fermentation suivie du dépôt des humeurs peccantes a cessé
d'occuper une place dans les doctrines médicales,
tandis que les effets spécifiques des purgatifs pour
l'expulsion de fluides particuliers n'ont pas été con-
firmés par l'expérience, et n'ont que peu d'influence
sur la pratique.

Les médecins modernes ont deux objets en vue
lorsqu'ils administrent les purgatifs; l'un, d'évacuer
les intestins, l'autre d'augmenter la quantité des
fluides sécrétés dans leur cavité, ou, en d'autres
termes, de purger. On établit donc entre les laxatifs
et les purgatifs une distinction qui n'est peut-être
pas très-exacte. Les purgatifs agissent par leur propriété stimulante, qui sera en raison de la quantité
ou de la dose à laquelle on les donnera. Quatre ou
six grains de muriate de mercure doux, autant d'a-
loès, et huit ou dix gros de tratrate de potasse et de
soude, purgeront dans les cas ordinaires, et l'un de
ces médicamens, donné à petites doses, aura seule-

ment un effet laxatif. Cependant, cette distinction ayant reçu la sanction du temps, j'aurais pu la passer sous silence, si je n'avais été obligé de la noter par ce motif, que, d'après mon expérience de leur grande utilité, je me borne presqu'entièrement à l'emploi des médicamens qu'on regarde comme purgatifs, dans les maladies que je dois traiter, mais en évitant l'effet purgatif complet.

Cette explication réfute d'avance une objection qu'on fait assez souvent contre l'usage des purgatifs ; c'est qu'ils peuvent diminuer encore les forces d'un malade déjà trop faible. L'effet purgatif débilitera sans doute en attirant une plus grande quantité de fluides qu'à l'ordinaire dans le canal intestinal, probablement aussi en entraînant le chyle, et en empêchant son absorption : c'est ainsi qu'il est utile dans quelques maladies. Mais cet effet n'est pas nécessaire dans celles qui sont les sujets des observations suivantes. Ici, j'ai seulement cherché à évacuer les matières que les intestins contenaient, et qui, se trouvant hors du torrent de la circulation, étaient en quelque sorte déjà étrangères à l'économie. Les purgatifs, donnés de cette manière, n'occasioneront pas de faiblesse. Au contraire, dans les cas dont je m'occupe, les intestins étant excités à expulser ce qu'ils contiennent, leurs fonctions en sont rétablies ; l'appétit et la digestion s'améliorent, et le malade, loin d'être débilité, est nourri, soutenu et fortifié.

On oppose un autre argument à l'usage des purgatifs, avec une force qui semble entraîner la conviction. On a observé que de l'usage constant des stimulans résultaient non-seulement l'habitude de leurs effets, mais aussi la nécessité d'augmenter par degré leur action. A la vérité, l'habitude nous fera supporter l'impression d'un stimulus insolite, et contrariera tellement son effet, que si on en suspend tout à coup l'usage, ou, ce qui est la même chose, si l'on n'en augmente pas successivement la force, cela rendra languissantes et irrégulières les fonctions de l'organe auquel il a été appliqué. Cette loi de l'économie s'applique certainement à l'emploi confus des purgatifs donnés sans nécessité, dans l'état de santé parfaite. Dans beaucoup de maladies cependant, la constipation et l'accumulation des fèces exigent qu'à l'aide de ce stimulus on ramène les intestins à leur état naturel, et que l'on provoque l'expulsion des matières endurcies qu'ils contiennent. A mesure que ces deux buts sont atteints, l'effet stimulant du même purgatif acquiert de plus en plus d'énergie, et il est si peu nécessaire d'en continuer l'usage ou d'augmenter la dose, qu'au contraire, si l'on n'en diminuait pas l'activité ou qu'on ne cessât pas de le donner quand la convalescence fait des progrès, l'on s'exposerait à débiliter, par l'excès des purgations.

On a encore pensé que les purgatifs n'étaient pas nécessaires, parce que dans beaucoup de maladies on prend peu de nourriture, et que par conséquent on ne doit pas compter sur des évacuations alvines régulières, qui sont d'ailleurs inutiles. Les résidus des alimens ne pouvant servir à la nutrition, font certainement partie des matières fécales. Cependant, les sécrétions abondantes de divers organes, et l'exhalation des fluides excrémentitiels que les intestins reçoivent dans leur intérieur, constituent essentiellement la masse des fèces qui s'y déposent. Ainsi, tant que les fluides excrémentitiels sont fournis, que la circulation se soutient, et que les sécrétions ont lieu, il est aussi aisé de comprendre comment ces matières se forment sans le concours d'une nourriture solide, que de reconnaître la nécesité de leur évacuation journalière dans le cours de la fièvre, ou d'autres maladies de longue durée.

Si ces objections contre l'usage des purgatifs n'avaient été accueillies que par les gens du monde, j'aurais pu laisser aux médecins le soin d'y répondre avec prudence; mais elles s'associent malheureusement aux idées de beaucoup de praticiens, et en les amenant à des vues bornées et fausses, elles donnent une mauvaise direction à leur conduite dans le traitement des maladies. C'est ce qui m'a fait juger à propos de manifester librement mes opinions à ce sujet.

On dit qu'indépendamment de leur action évacuante, les purgatifs augmentent par leur effet stimulant les exhalations et les sécrétions qui se font dans l'estomac et dans les intestins ; c'est surtout en cela qu'on croit ces médicamens utiles. Je pense qu'il n'est pas nécessaire d'examiner si cette opinion est fondée ou ne l'est pas ; car, sans nier que les purgatifs puissent agir avantageusement de cette manière, je ferai seulement cette remarque, que dans les ma-

ladies dont je traite, je rapporte l'utilité de ces médicamens plutôt à l'évacuation qui est l'effet sensible,
qu'à une autre circonstance moins évidente, et que
pour être clair, je cite cet effet comme éloignant
une cause d'irritation, mais sans prétendre avancer
ou soutenir aucune théorie sur ce point.

Je dois maintenant entrer dans de plus grands détails sur les avantages et l'emploi des purgatifs, d'a-
près les vues que je me suis faites à ce sujet. Lorsqu'en traitant cette matière je discuterai les opinions
d'hommes respectables, j'espère m'exprimer avec les
égards qui leur sont dus; et quand je proposerai d'introduire dans la pratique les modifications dont l'expérience m'a démontré l'utilité, je le ferai avec une
confiance proportionnée à cette expérience, qui a été
mon guide.

CHAPITRE IV.

Observations sur les avantages et l'emploi des purgatifs dans le
typhus.

Les maladies fébriles qui forment une grande partie des affections auxquelles nous sommes exposés,
ont été l'objet de beaucoup d'attention de la part des
auteurs. Mais les discussions nombreuses et fréquentes qui se sont élevées sur leurs causes, sur leur nature, et sur leur traitement, prouvent combien le

monde médical est peu satisfait des explications qui ont été données jusqu'ici sur cette matière. On a montré beaucoup de savoir et de sagacité dans leur classification. Cependant, on reconnaîtra, je crois, que c'est le docteur Cullen qui a proposé l'ordre le plus convenable en ce genre, dans son *Synopsis Nosologiæ Methodicæ*. La classe des pyrexies contient selon lui cinq ordres, dont le premier est celui des fièvres. Le docteur Cullen admet seulement deux genres de fièvres, les intermittentes et les continues. Le typhus ou fièvre nerveuse est la plus commune des secondes. Elle l'est tellement en Angleterre, que peu d'habitans de cette île atteignent l'âge viril sans en avoir été affectés. Des symptômes d'une gravité particulière l'accompagnent toujours, et l'on peut dire qu'elle n'est jamais sans danger.

On a émis des opinions diverses touchant la cause du typhus ; mais les médecins paraissent maintenant la rapporter d'un commun accord à la contagion.

Cette maladie se reconnaît aux symptômes suivans : trouble des fonctions digestives annoncé par l'anorexie, la soif, le malaise, la couleur blanchâtre de la langue, une saveur désagréable, et, le plus communément, par la constipation : puis, céphalalgie, langueur, faiblesse, et inaptitude aux exercices de l'esprit et du corps ; symptômes auxquels succèdent bientôt des affections variées de la surface du corps, du système sanguin, et de différentes sécrétions. Dans un état plus avancé de la maladie, le délire, des soubresauts, des tendons, la carphologie, le hoquet surviennent, et sont généralement attribués à un ébranlement considérable du système nerveux.

Ces symptômes se montrent communément à la suite les uns des autres dans l'ordre que j'ai indiqué. Comme ceux qui se rapportent à l'estomac apparaissent les premiers, ils sont les plus constans dans le cours de la fièvre ; ils accompagnent les autres à mesure qu'ils se manifestent, et peuvent influer sur leurs degrés d'intensité ; ils ont ainsi beaucoup d'importance, et demandent une attention particulière dans le traitement de la fièvre.

Je fus nommé médecin de l'Infirmerie royale dans le temps où l'on pensait que la curation du typhus consistait principalement à éloigner l'atonie et le spasme des petits vaisseaux de la surface du corps. Dans ce but, on donnait hardiment les antimoniaux faibles avec d'autres médicamens. On administrait communément un vomitif et un purgatif dès l'invasion de la fièvre, et, dans les périodes subséquentes, on tenait peu de compte de l'état de l'estomac et des intestins ; on déterminait quelquefois une évacuation alvine par un lavement laxatif, tandis qu'on ne donnait les purgatifs qu'avec une défiance extrême, dans la crainte qu'ils n'entretinssent le spasme des extrémités vasculaires, et qu'ils n'augmentassent la débilité qu'on supposait être une des causes de la mort dans les fièvres. Ces scrupules peuvent encore influencer la pratique de beaucoup de médecins, comme ils ont certainement influencé la mienne pendant longtemps,

Un typhus, accompagné de symptômes plus fâcheux qu'à l'ordinaire, parut à Edinburgh dans l'été de l'année 1779. Il prit naissance dans l'hôpital destiné aux prisonniers de guerre, qui étaient alors enfermés au château. Toutes les précautions que la prudence pouvait suggérer furent employées sans succès pour empêcher la contagion de s'étendre. Beaucoup de soldats de la garnison et quelques habitans de la ville furent pris de cette fièvre.

Dans l'été de 1781, une flotte de vaisseaux marchands, avec son convoi consistant en vaisseaux de guerre, jeta l'ancre à Leith-Roads. Le passage avait été lent; l'équipage état mal portant, et n'avait eu que peu de provisions pendant quelque temps. Néanmoins les circonstances de la guerre les avaient contraints d'éviter la Manche, et de faire le tour par le nord de l'Écosse. Du commencement de juillet au 9 août, cent vingt-six fiévreux furent envoyés à terre du vaisseau de sa majesté le *Suffolk*, un de ceux du convoi; il en mourut vingt-trois; et de quarante hommes qui furent débarqués de l'*Egmont*, autre vaisseau du convoi, huit moururent; ceux des malades qui ne purent être placés dans un hôpital temporaire le furent à Leith, où l'on en logea deux, trois ou quatre par maison.

Beaucoup d'habitans furent pris dans le même temps d'une fièvre semblable à celle dont les marins étaient affectés, et elle fut, pendant quelques années ensuite, la maladie dominante. Ces circonstances, la proximité où Leith se trouve d'Edinburgh, et les rapports qu'ont entre eux les habitans de ces lieux, expliquent la gravité du typhus qui y fut commun pendant cette période de temps.

Ayant souvent échoué en combattant cette fièvre par les antimoniaux doux qui étaient si fort en usage alors, je fus porté, par les vues mêmes qui m'avaient dirigé dans l'emploi de ces derniers, à me servir de la *calx antimonii nitrata* de la *Ph. d'Edin.*, publiée en 1774. Je donnais quatre à six grains de cette préparation en une dose qui était répétée trois ou quatre fois à deux heures de distance, à moins qu'il ne survînt auparavant de la sueur, des vomissemens ou une purgation.

Je recourus à cette pratique vers la fin de la fièvre, et seulement en traitant les malades dont le rétablissement me paraissait extrêmement douteux. Je conçus l'espoir de produire, par le médicament antimonial, une crise favorable, et en même temps je cherchai à soutenir les forces de mes malades par l'usage modéré du vin.

Ce remède ne fut pas sans effet, mais je remarquai qu'il n'était utile que lorsqu'il lâchait le ventre. Dans ce cas, les matières étaient noires, fétides et en général copieuses. Après leur expulsion, le délire obscur, le tremblement, la carphologie, et les soubresauts des tendons, étaient moins intenses; la langue qui avait été sèche et gercée s'humectait et se nettoyait; le pouls de faible et tremblotant qu'il était auparavant, devenait plus résistant.

Je réfléchis ensuite sur ces faits. Il me parut pro-

bable que le nitrate d'antimoine ayant été utile seulement par son effet purgatif, tout médicament analogue
pouvait le remplacer , et qu'on éviterait ainsi d'augmenter sans nécessité l'état d'épuisement du malade
par des sueurs et des vomissemens.

Une expérience plus étendue vint confirmer ces
conjectures ; peu à peu je m'enhardis à employer les
purgatifs dans le cours du typhus, et à toutes ses
périodes.

J'ai donné beaucoup d'attention à cette pratique
pendant long-temps ; je suis bien persuadé que l'évacuation complète et régulière des intestins dissipe
l'enduit et la sécheresse de la langue, et modère la soif,
l'agitation et la chaleur de la peau , qu'on prévient
ainsi l'ébranlement du système nerveux qui survient
en dernier lieu , et qui est le plus redoutable ; qu'on
obtient enfin le rétablissement d'une manière plus
certaine ; plus prompte , et avec beaucoup moins de
danger d'une rechute.

Je suis tenté d'attribuer la grande utilité des purgatifs dans le typhus, à ce que leur manière d'agir sur
toute l'étendue du canal intestinal dont l'état sain est
essentiel au rétablissement, s'accorde avec le procédé
de la nature ; ils dirigent en effet de haut en bas les
matières contenues ; ils déplacent et entraînent com-
plètement les fèces qui , dans ce cas, deviennent irri-
tantes. Celles-ci paraissent être altérées par les changemens que la fièvre imprime aux fluides sécrétés
dans les intestins. La nécessité d'expulser cette masse
nuisible est donc évidente ; et si mon opinion est fon-

dée, les lavemens, ne stimulant que le rectum, sont loin de suffire pour opérer l'évacuation complète qu'exige le but à remplir.

En conséquence, il y a maintenant quelques années que j'ai presque entièrement abandonné l'usage des vomitifs et des lavemens dans les fièvres. Je me borne aux purgatifs pour assurer la régularité des évacuations alvines, quoiqu'il ne soit pas constamment nécessaire de les donner tous les jours pour ce motif. J'évite, par ce traitement, les secousses violentes que les vomitifs occasionent, ainsi que le dérangement et la fatigue qui accompagnent l'usage des lavemens.

Cette pratique, basée sur les purgatifs, n'exclut pas les autres remèdes propres à remplir des indications différentes. Je ne puis toutefois m'empêcher de dire que depuis long-temps le vin m'a semblé moins nécessaire que je ne le croyais autrefois. Cela peut dépendre, d'une part, de ce que le tiphus est moins grave qu'il ne l'était il y a quelque temps; de l'autre, de ce qu'en donnant avec confiance les purgatifs, j'ai prévenu et dissipé les symptômes de faiblesse. Si je me fais une idée juste de la chose, la conséquence évidente est qu'en maintenant la régularité des évacuations, les purgatifs n'agravent pas les effets débilitans de la fièvre. Cette doctrine diffère de celle qui est généralement adoptée, mais je pense qu'elle est d'accord avec les faits. L'évacuation complète et régulière des intestins est la condition à remplir. En ne franchissant pas cette limite, j'ai obtenu des effets très-satisfaisans de ma pratique, et je n'ai eu à regretter dans aucune circonstance qu'elle en eût produit de fâcheux, car je ne juge pas convenable d'exciter une abondante sécrétion dans la cavité des intestins, ni d'occasioner des selles copieuses et liquides ; n'étant pas nécessaires, elles pourraient augmenter la faiblesse qui est si redoutée.

Dans la plupart des fièvres cette pratique est facile, et les bons effets en sont presque certains. L'observation et l'expérience des idiosynchrasies peuvent être nécessaires pour se diriger dans quelques cas où des règles précises ne peuvent être établies. L'on ne peut assurément prévoir toujours ou déterminer à volonté l'effet des purgatifs, mais leurs doses subséquentes, et les intervalles auxquels on les répétera, seront indiqués par l'effet des premières.

Il importe de consulter à tous égards le bien-être et la commodité des malades. Ainsi, les heures où l'on donne les purgatifs doivent être telles, que leurs effets puissent avoir lieu dans le jour, c'est-à-dire, quand les meilleurs soins peuvent être donnés à ceux qui les prennent.

Les purgatifs dont j'ai fait le plus d'usage dans les fièvres, sont le calomel, le calomel et le jalap, la poudre de jalap composée, l'aloès, les solutions de quelqu'un des sels neutres doux, les infusions de séné, et quelquefois deux des dernières ensemble.

Mon expérience dans le traitement du typhus me fournit les conclusions suivantes :

1°. On donne en toute sûreté les purgatifs dans le

typhus, pour évacuer les matières contenues dans les intestins.

2°. Ils peuvent être employés dans toutes ses périodes et dans tout son cours, si l'on borne ainsi leur effet.

3°. Étant donnés de bonne heure, ils rendent les premiers symptômes moins graves, en préviennent de plus redoutables, et terminent ainsi promptement la maladie.

4°. On accélère et on confirme singulièrement la convalescence du typhus, en entretenant la régularité des évacuations alvines ; le même moyen préserve du danger d'une rechute.

Pour fortifier ces conclusions, et donner des éclaircissemens sur l'emploi des purgatifs dans le cours de la fièvre, j'ai inséré dans la sect. 1 de l'appendice plusieurs observations tirées des registres de l'Infirmerie royale ; on voit les purgatifs donnés presque seuls dans ces observations, et j'en place ici les extraits suivans :

John Denham, âgé de onze ans. — Était convalescent le neuvième jour de la fièvre, et le sixième, depuis qu'on eût commencé à lui donner des purgatifs. Il ne prit aucun autre médicament, à l'exception d'un vomitif le second jour avant que je le visse, et d'une potion légèrement calmante donnée pendant cinq jours, le soir.

James M'Kechny, âgé de vingt ans. — Aucun médicament n'ayant été donné antérieurement, il prit le onzième jour de la fièvre un purgatif qui fut sans effet. Ce purgatif fut répété le douzième jour, et agit suffisamment. On n'employa pas d'autre remède, à l'exception d'une potion calmante, et il était convalescent le cinquième jour depuis le commencement du traitement.

Robert Grant, âgé de vingt et un ans. — Prit un vomitif sans aucun soulagement, le second jour de la fièvre. Aucune prescription ne fut faite jusqu'au onzième jour de la fièvre où il devint mon malade, et où je fis donner un purgatif et un lavement; il en résulta deux évacuations copieuses, et la convalescence commença le jour suivant, douzième de la fièvre.

John Fairgrave âgé de dix-neuf ans. — Prit avec avantage un purgatif le premier jour de la fièvre; le second, un autre purgatif qui opéra bien; le troisième, il était convalescent.

Donald Watson, âgé de vingt-trois ans. — Ne prit pour tout médicament que des purgatifs. Il était convalescent le douzième jour de la fièvre, et le huitième, depuis le commencement du traitement.

Margaret Manson, âgée de vingt ans. — Devint ma malade le troisième jour de la fièvre. Elle prit deux forts purgatifs sans autres médicamens, et fut convalescente le troisième jour depuis le commencement du traitement.

Margaret Kennedy, âgée de dix-sept ans. — Devint ma malade à une période incertaine de la fièvre. Elle ne fut traitée qu'avec trois purgatifs qui produisirent trois selles abondantes. Les matières de la première étaient fétides, et d'une couleur foncée ; les deux autres avaient un aspect parfaitement naturel. Elle était convalescente le quatrième jour du traitement.

Jane Wyllie, âgée de vingt-cinq ans. — Prit le quatrième jour de la fièvre un purgatif qui détermina deux selles copieuses et naturelles. Elle était convalescente le septième jour, depuis l'invasion.

William Mackay, âgé de trente ans. — Prit avec avantage un vomitif, le second jour de la fièvre. Il devint mon malade le troisième jour de la maladie, où il prit un purgatif qui occasiona facilement une évacuation, et il sortit guéri le cinquième jour depuis l'invasion.

Mary Stalker, âgée de dix-huit ans. — Prit un purgatif et un opiat, le troisième jour de la fièvre. Le premier fut répété le quatrième jour, et le dernier, le cinquième. Elle sortit guérie le sixième, depuis l'invasion.

Ann Henderson, âgée de dix-huit ans. — Éprouvait des douleurs de poitrine accompagnées de symptômes du typhus, et l'on avait appliqué un vésicatoire avant le huitième jour de la fièvre, qui fut celui où je commençai à la soigner. Le onzième jour à dater de l'invasion, elle eut une selle abondante, après avoir pris un purgatif à haute dose. On avait fait une injection calmante auparavant, pour assurer la rétention du purgatif. Les symptômes fébriles cessèrent aussitôt, et sept jours après son entrée dans l'hôpital, elle sortit en bonne santé.

CHAPITRE V.

Observations sur les avantages et l'emploi des purgatifs, dans la scarlatine.

Aucune affection n'a plus occupé les médecins que la scarlatine. La fréquence et la terminaison souvent funeste de cette maladie ont réclamé toute l'activité des praticiens, et leur ont inspiré le désir de rechercher quels en étaient la nature et le mode de traitement le plus efficace.

Les anciens ne semblent pas avoir eu des idées bien positives sur cette maladie.

Depuis le commencement du seizième siècle, divers auteurs ont parlé d'une angine ulcérée accompagnée d'une efflorescence écarlate à la surface du corps, comme désolant souvent différentes parties de l'Europe.

Sydenham décrit la scarlatine telle que nous la voyons souvent, c'est-à-dire comme une maladie bénigne, qui demande seulement de l'attention, du repos, et la simple diète, et qui probablement serait plutôt agravée que modérée par la *nimia medici diligentia*. P. 225, *editio tertia*, Londres, 1705.

Huxham et Fothergill ont ensuite écrit sur la scarlatine, et sur l'angine ulcérée; depuis, beaucoup de médecins, tant anglais qu'étrangers, ont publié leurs opinions touchant cette maladie, et l'ont généralement désignée sous le titre de *scarlatina anginosa*.

Ces définitions variées de la scarlatine ont amené beaucoup de discussions nosologiques relativement à l'identité d'une maladie qui avait été décrite sous différens noms. On n'a que peu de doutes maintenant à ce sujet, si l'on considère la scarlatine simple et la scarlatine angineuse. Il paraît être admis que l'affection de la gorge dans la première peut fournir une variété, mais que l'origine, la marche, et la terminaison de ces deux maladies, sont les mêmes.

Il règne plus d'incertitude sur cette question, à l'égard de l'angine ulcérée, ou *cynanche maligna*, nom sous lequel elle est généralement connue maintenant. Ce nom même peut avoir contribué à confirmer l'opinion que c'est une maladie étrangère à la scarlatine ; opinion qui étant sanctionnée par des auteurs respectables ainsi que par notre moderne et ingénieux nosologiste, a prévalu, et prévaut encore.

Il serait absolument étranger à mon objet de m'engager dans cette controverse, et cela d'autant plus que cette distinction semble perdre de son importance à mesure que notre connaissance de la maladie acquiert de l'exactitude et de l'étendue. Le temps n'est peut-être pas éloigné où la scarlatine sera regardée comme une maladie générique dont l'histoire complète renfermera les symptômes graves qui se montrent dans la scarlatine angineuse, et dans l'esquinancie maligne, de même que l'histoire de la variole comprend les variétés de la petite vérole discrète, et de la confluente. Le docteur Willan dans sa description des maladies cutanées, édition de 1805, page 254, adopte positivement cette opinion. « Le terme générique de scarlatine, dit-il, désigne trois variétés qu'on peut appeler *scarlatina simplex*, *scarlatina anginosa*, *et scarlatina maligna*. » Il dit encore page 281 : « Il est vraiment singulier que la plus légère de toutes les fièvres éruptives et la maladie la plus violente, la plus fatale qu'on connaise dans ce pays, occupent le même rang, et qu'elles aient la même origine. Cependant l'expérience nous apprend que la simple fièvre scarlatine, la scarlatine angineuse, la scarlatine ou angine maligne, et l'angine écarlate ulcérée sans efflorescence à la peau, sont de simples variétés de la même maladie. »

La scarlatine ne présente pas toujours les mêmes caractères comme maladie épidémique. Cela dépend en partie des variétés qui surviennent dans la nature et les élémens de la scarlatine elle-même, indépendamment de toutes les circonstances extérieures, en partie de certaines causes accidentelles qui sont communes à tous les habitans d'une portion de pays, comme la saison de l'année, la température de l'air, les qualités sensibles et inconnues de l'atmosphère, et encore en partie des circonstances qui concernent les individus affectés de la maladie, comme les traits distinctifs de leur constitution en général, leur état particulier de santé dans le moment de l'invasion, et leur position, relativement au logement, à la ventilation et à la propreté.

Ces circonstances modifient, par leur réunion, le caractère de l'épidémie; et, en faisant varier les symptômes de la scarlatine, elles indiquent la nécessité de changer la méthode de traitement selon ce qu'on observe dans chaque cas particulier. C'est pour cette raison que différentes opinions ont été adoptées sur la nature de la scarlatine, et qu'on a proposé des moyens curatifs qui se contrariaient évidemment. On a cru devoir employer la saignée dans certaines épidémies de ce genre, et on l'a rejetée dans d'autres. Quelques praticiens ont combattu cette maladie par les vomitifs et les vésicatoires, tandis que d'autres en négligent l'usage, et même le condamnent d'une manière absolue. C'est à la même cause que sont dus les éloges pompeux que certains médecins donnent au quinquina, et la confiance presque exclusive qu'ils lui accordent, tandis que d'autres ne veulent pas l'employer, parce qu'ils pensent que, loin de prévevenir ou d'éloigner la gangrène et des ulcères putrides dans la gorge, il peut, au contraire, occasioner ces accidens. Il en est de même des purgatifs, qu'on a regardés, sinon comme dangereux, du moins comme inutiles; et dans ces derniers temps, les affusions d'eau froide et les lotions avec l'eau tiède ont ont été vantées et employées dans la scarlatine, par des hommes dont les opinions ont beaucoup de poids et d'autorité.

Ainsi, le jeune et timide praticien ne sait dans quelle méthode il pourra trouver une bonne règle de conduite pour se diriger dans la pratique. Il sera difficile de dissiper les nuages qui enveloppent le traitement de la scarlatine. Le seul moyen d'y parvenir est d'exposer avec exactitude les symptômes caractéristiques des différentes épidémies décrites par les auteurs, et de déterminer les remèdes généraux et particuliers qui conviennent à chacune d'elles. Celui qui entreprendra ce travail, et qui l'exécutera d'une manière satisfaisante, rendra un grand service à l'humanité.

Ces réflexions se sont offertes à mon esprit lorsque j'ai médité sur la scarlatine, et ce sujet m'a paru avoir assez d'importance pour mériter toute mon attention. Je vais maintenant examiner l'objet même de cet écrit, et j'avertis que, considérant la scarlatine simple et la scarlatine angineuse comme la même maladie, je comprends toujours l'une et l'autre sous la dénomination de scarlatine. Pour observer l'usage ordinaire, et par un motif qui sera connu plus tard, je traiterai séparément de la scarlatine simple et de l'esquinancie maligne, que j'examinerai dans la suite.

De la scarlatine.

Une diathèse inflammatoire domine souvent dès l'invasion et pendant la première période de la scarlatine. En conséquence, quelques praticiens ont rangé la saignée parmi les moyens qui doivent être employés, et l'on dit l'avoir pratiquée avec avantage. Il est possible aussi que la présence de la diathèse inflammatoire en ait engagé d'autres à donner les purgatifs plus hardiment dans la scarlatine que dans le typhus. Mais cette pratique n'a pas été générale, car beaucoup de médecins n'admettent pas les bons effets de ces médicamens, tandis que d'autres nient formellement qu'ils soient utiles, et pensent qu'ils ont le grand inconvénient de donner à la maladie une direction dangereuse et fatale.

Cette question, très-importante pour la pratique, n'est pas encore décidée d'une manière satisfaisante, bien que l'utilité des purgatifs dans la scarlatine me paraisse commencer à être connue. Dans un temps où les préjugés s'élevaient contre ces médicamens avec plus de force qu'aujourd'hui, j'en hasardai l'emploi. C'était la conséquence nécessaire du parti que j'en avais tiré dans le typhus. J'avais observé que l'évacuation des intestins était évidemment utile contre les symptômes de débilité propres à cette maladie, loin de les augmenter. Je craignais donc peu les effets des purgatifs dans la scarlatine; et dans le cours d'une longue expérience à cet égard, je n'ai jamais vu survenir ces faiblesses, ces pertes de connaissance qui ont été citées, et si redoutées par quelques auteurs. Je n'ai pas vu non plus la disparition subite de l'éruption succéder à l'usage des purgatifs. J'ai donc pris beaucoup de confiance dans ces moyens pour le traitement de la scarlatine, et aucune variété de la maladie, soit dans des épidémies différentes, soit dans le cours d'une seule, ne m'a empêché d'étendre cette pratique autant que je le jugeais nécessaire.

J'ai observé qu'un ou deux forts purgatifs domp-
taient promptement la chaleur pongitive de la peau,
la tuméfaction et la rougeur de la face, ainsi que la
plénitude et la fréquence du pouls, qui sont les premiers symptômes de quelques épidémies de scarlatine, et qui peuvent avoir amené et autorisé la pratique de la saignée. L'effet purgatif complet n'est pas
nécessaire dans les autres périodes de la maladie, où
l'on ne doit se proposer que de rétablir l'action af-
faiblie des intestins, d'assurer l'évacuation régulière
de ce qu'ils contiennent, et de prévenir ainsi l'accumulation des fèces, qui ne manque jamais d'agraver
les symptômes, et de multiplier les souffrances du
malade.

On admet généralement, je crois, que les purgatifs sont utiles en empêchant la leucophlegmatie qui
suit la scarlatine, et on les donne dans cette intention vers le déclin de la maladie, c'est-à-dire dans
un temps où le malade est déjà très-faible. Je conçois aussi que les purgatifs peuvent prévenir cette
hydropisie et d'autres dérangemens de santé; mais
je les donne pour cette raison dans le cours de la
fièvre, quand les forces ne sont pas totalement abat-
tues, et pendant quelque temps, après le commencement de la convalescence.

La terminaison de la scarlatine est souvent douteuse, surtout par l'imminence de l'hydropisie, à
l'égard de laquelle la bénignité ou la gravité des symptômes n'établit aucun pronostic certain. J'ai eu le
chagrin de voir une hydropisie funeste succéder à

une scarlatine légère en apparence, dans l'invasion. Les praticiens ne peuvent donc se tenir trop en garde contre les accidens subits et les symptômes fâcheux, dans le traitement de la scarlatine. Ils doivent, même dans les cas les plus simples, ne jamais perdre de vue la *diligentia medici*, quoique Sidenham paraisse la ridiculiser, en lui appliquant l'épithète de *nimia*, et je suis persuadé qu'ils ne peuvent mieux se conformer à ce principe qu'en donnant les purgatifs d'une manière prudente et régulière.

Indépendamment de ces motifs pour employer les purgatifs, j'ai observé qu'il arrivait plus souvent dans la scarlatine que dans le typhus, que l'état fébrile occasionât de la constipation, et altérât les matières contenues dans les intestins; car, dans beaucoup de cas de scarlatine, les fèces n'ont pas leur aspect naturel, et sont d'une fétidité particulière.

Cependant, toutes les épidémies, tous les cas particuliers de cette maladie, n'exigent pas un usage aussi soutenu des purgatifs. Ils agissent quelquefois promptement, d'autres fois avec une certaine difficulté, sur les intestins. J'ignore la cause qui fait ainsi varier l'état de ces organes dans la scarlatine. Mais quoi qu'il en soit, la nature de l'épidémie régnante doit nous diriger dans l'emploi de ces médicamens.

Le choix des purgatifs peut n'être pas d'une grande importance. En général, je me suis principalement servi de ceux dont j'ai parlé dans mes observations sur le typhus. Il n'est pas toujours facile de faire prendre aux enfans des médicamens quelconques;

sous ce rapport, le muriate de mercure doux peut leur convenir; mais comme il serait alors nécessaire de le donner souvent, nous devons être en garde contre l'irritation-trop vive qui pourrait survenir à la bouche.

Dans la scarlatine comme dans le typhus, on doit faire en sorte que le purgatif ait son effet dans le jour, et qu'ainsi le malade ne soit pas dérangé pendant la nuit. Il importe d'examiner les fèces, pour s'assurer de leur état et de leur quantité, circonstances qui déterminent les doses subséquentes du purgatif, et les intervalles qu'on doit laisser entre elles.

L'usage des purgatifs dans la scarlatine n'interdit pas les autres moyens de soulagement qui, ayant paru convenables dans cette maladie, peuvent être désirés par les malades ou par ceux qui les entourent, ou que l'expérience des praticiens peut leur faire adopter. Mais après avoir examiné avec impartialité cette question, je crois pouvoir dire qu'en réunissant l'emploi raisonné des purgatifs, la pureté de l'air, et les soins de propreté, je n'ai pas jugé très-nécessaire, ni certainement aussi urgent que je le croyais autrefois, de faire usage d'autres remèdes. A l'appui de cette opinion, je donne dans la section ii de l'appendice quelques observations de scarlatines traitées à l'Infirmerie royale.

De l'esquinancie maligne.

L'opinion généralement reçue que la scarlatine et l'esquinancie maligne sont deux affections distinctes, a été combattue dans ces derniers temps. Si cette différence avait été réelle, on aurait probablement traité chacune de ces deux maladies d'une manière particulière. Il est vrai qu'on use avec plus de réserve des évacuans dans l'esquinancie maligne que dans la scarlatine, tandis qu'on regarde les médicamens très-stimulans comme plus efficaces dans la première que dans la seconde. Toutefois, ceci se réduit à traiter la même maladie par la même pratique, en variant celle-ci selon la gravité des épidémies et des cas particuliers. Cet examen pratique de la question établit l'identité de la scarlatine et de l'esquinancie maligne, indépendamment des preuves qu'on en trouve dans l'histoire de la maladie.

Je me suis cependant abstenu de m'engager dans aucune discussion à ce sujet, pour être libre de considérer la scarlatine et l'esquinancie maligne isolément, et pour qu'il ne s'élevât aucun doute sur l'utilité des purgatifs dans la scarlatine ; car tandis que, dans cette forme la plus simple de la maladie, presque tous les médecins croient ces médicamens dangereux, l'usage en est au moins généralement condamné dans l'esquinancie maligne. Par conséquent, si j'avais conseillé les purgatifs dans toutes les variétés de la scarlatine, ma proposition n'aurait point inspiré de confiance, et cette pratique aurait été négligée sans qu'on en eût fait l'épreuve.

La marche de l'esquinancie maligne est quelque-fois si rapide qu'elle ne donne le temps d'employer aucun médicament. Cette circonstance, et la faiblesse extrême qui accompagne cette maladie, ont fourni un argument pressant contre toute espèce d'évacuation dans le traitement, et particulièrement contre celles que les purgatifs déterminent. Il paraît que cet argument a été fait avec succès contre l'usage des purgatifs, même dans la scarlatine, à cause de la liaison qu'on a remarquée entre cette affection et l'esquinancie maligne; car on a cru que dans le cas où l'esquinancie maligne se joindrait à la scarlatine, ce qui arrive assez souvent, le danger serait d'autant plus grand que les purgatifs donnés d'abord dans la scarlatine, auraient plus affaibli le malade; mais si la dose de ces médi-camens est seulement suffisante pour débarrasser les intestins, ils modèrent les symptômes de la fièvre générale sans augmenter la faiblesse, et peuvent ainsi prévenir l'esquinancie maligne, ou la rendre moins dangereuse.

Les auteurs désapprouvent aussi l'emploi des pur-gatifs dans l'esquinancie maligne, craignant qu'ils n'étendent sur toute la membrane intestinale la ma-tière âcre qui tapisse le pharynx et l'estomac, qu'ils n'augmentent ainsi le principe de la contagion, et n'a-gravent l'irritation produite par cette matière âcre. Mais en faisant une telle objection, ils ne voient pas que cette matière, s'accumulant et devenant de plus en plus nuisible par sa rétention dans l'estomac et les intestins, produira plus d'irritation que n'en peut occasioner l'action douce d'un purgatif, tandis qu'on perdrait d'ailleurs l'avantage que procurent le déplacement et l'expulsion de résidus acrimonieux.

On dit qu'une diarrhée considérable ou même la dysenterie sont des suites fâcheuses et communes de l'esquinancie maligne, et l'on redoute en conséquence les purgatifs dans ce cas. Mais je ne sais quelle est la base de ce raisonnement; car si j'avais à découvrir un moyen de prévenir ces suites ou d'y remédier, je n'en trouverais probablement pas de meilleur que ces mêmes purgatifs dont on prononce l'exclusion d'une manière si dogmatique; mais j'aurais soin de les donner à dose seulement suffisante pour débarrasser les intestins, et j'éviterais l'inconvénient d'affaiblir le malade par un effet purgatif complet.

Ce sont ces idées qui m'ont fait concevoir une opinion favorable des purgatifs dans l'esquinancie maligne. Au reste, cette opinion ne m'est pas exclusivement propre; elle a pour soutiens l'approbation et la pratique d'auteurs respectables.

Huxham, dans une dissertation sur l'angine ulcérée maligne, Londres, 1757, dit, page 297 : « Quels que fussent les inconvéniens des purgatifs au commencement de la maladie, les cathartiques doux, tels que la rhubarbe, la manne, etc., étaient nécessaires vers la fin pour entraîner ce que les intestins contenaient de matières putrides, qui autrement prolongeaient les chaleurs fébriles, et causaient une grande faiblesse, la perte de l'appétit, le gonflement du ventre et beaucoup d'obstructions des glandes. » — « Mais en général (page 295), après un ou deux purgatifs, les malades recouvraient bientôt un bon appétit, leur force et leur énergie; chez plusieurs, un plus grand nombre de purgatifs était nécessaire. »

Dans le cahier de juin 1772, du Gentleman's Magazine, un correspondant anonyme, M. Rodbard d'Ipswich, habile et respectable praticien, comme feu le docteur Ford de Chester me l'a appris, parle d'une scarlatine épidémique qui régna à Ipswich. Sa lettre sur cette matière est peu connue, et l'on ne peut se la procurer facilement, parce que le journal qui la contient ne se trouve guère dans les bibliothèques publiques. Je la donne ici dans son entier, pour la satisfaction et pour l'instruction de mes lecteurs.

.M. Urban,

Si la lettre suivante peut entrer dans le plan de votre utile recueil, veuillez l'y placer à la première occasion; vous obligerez un de vos lecteurs constans.

Au docteur ★★★

Monsieur,

Bien que vous me soyez absolument étranger, votre réputation de médecin rempli de talent, de franchise et d'humanité, me fait prendre la liberté de vous importuner en vous adressant les détails qui suivent, n'ayant pour excuse que mes bonnes intentions.

L'angine ulcérée, jointe à la fièvre scarlatine, a été très-commune dans cette ville et dans ses environs pendant quelques mois, et funeste dans un grand nombre de cas. Elle était parfaitement semblable à celle que décrit le docteur Fothergill, et par conséquent l'analyse de ses symptômes serait inutile. J'exposerai seulement ce que je crois pouvoir appeler la cause prédisposante, la cause prochaine, le *pabulum morbi*, ainsi que le traitement et ses résultats.

La cause prédisposante comprend tout ce qui produit un amas de bile âcre dans les premières voies.

La cause prochaine est le passage brusque du chaud au froid, et réciproquement. C'est ce qui a été si évident, que toutes les fois que le vent a varié du midi ou de l'ouest au nord, ou à l'est, un grand nombre d'individus ont été pris à l'instant de la maladie.

Le *pabulum morbi* est une bile âcre. On en a des preuves certaines dans la prompte guérison des malades qui demandent des secours de bonne heure, et qui prennent des médicamens dont l'action sur l'estomac et sur les intestins est énergique ; dans le grand soulagement que les vomitifs et les purgatifs procurent à d'autres, et enfin dans la nature des matières évacuées, qui ne sont pour ainsi dire que de la bile âcre et putride.

Le traitement a consisté à évacuer les malades sur-le-champ, d'une manière proportionnée à leurs forces, à la violence des symptômes, au temps de la maladie, et à l'état particulier de la constitution.

Les médicamens évacuans que j'ai donnés sont les suivans :

R. Parties égales de raclure de corne de cerf et d'antimoine cru en poudre ;

Calcinez, dans un creuset, jusqu'à ce que le soufre soit évaporé, et que le régule d'antimoine se montre ; puis retirez du feu, et réduisez en poudre très-fine.

R. Trois parties de la poudre susdite, et une partie de mercure doux sublimé six fois, et réduit en poudre fine. Mêlez.

J'ai donné depuis un scrupule jusqu'à un demi-gros de cette poudre aux adultes, et toujours elle a rempli mon intention. Mais j'ai donné le mercure doux seulement aux enfans, de cinq grains à un scrupule; si les symptômes étaient intenses et l'enfant très-robuste, j'en donnais jusqu'à un demi-gros avec le plus grand succès. Quand le malade avait eu plusieurs selles, je lui donnais le julep suivant :

R. Une once de manne et un gros de crême de tartre ;
Faites dissoudre dans sept onces d'eau, et ajoutez une demi-once d'eau de muscade.

Le malade en prendra trois cuillerées de quatre en quatre heures, si c'est un adulte. Si c'est un enfant, on en donnera selon l'âge et les forces. Ce julep est agréable, il tient le ventre libre, il rend la bile insipide, et la bouche, ainsi que le pharynx, parfaitement nets.

Si le malade était à la première période de la maladie, je lui prescrivais de se gargariser fréquemment avec l'esprit de Mindererus étendu d'eau froide, ce qui prévient l'ulcération ; et avec le mélange suivant, s'il était à la seconde période.

R. Une demi-once d'esprit de Mindererus, autant de teinture de myrrhe, sept onces de décoction d'orge. Mêlez.

S'il était à la troisième période, et que les escarres commençassent à se détacher, il se gargariserait avec ce mélange :

R. Une demi-once de miel rosat, autant de teinture de myrrhe, autant de quinquina, sept onces de décoction d'orge. Mêlez, et faites seulement tiédir.

Quand les conduits auditifs étaient affectés, dès qu'il s'y faisait une excrétion, j'employais la dernière mixture, seulement tiède, en injections, plusieurs fois par jour.

Après la chute de toutes les escarres, et la cessation de la fièvre, il m'a paru nécessaire, dans un petit nombre de cas, de donner la mixture suivante :

R. Infusion de quinquina d'Huxham. . . . *une once et demie.*
         de rhubarbe. . . . . *une demi-once.*
En prendre un ou deux gros dans de l'eau pure, deux fois par jour, *horis medicinœ.*

Les boissons dont je faisais usage étaient les eaux de gruau, d'orge, de poulet, les infusions de sauge, de romarin, de menthe, selon le besoin. Je recommandais aux malades de les prendre froides ou tièdes, et en grande quantité. Je veillais en même temps à ce que l'air ne s'échauffât pas et fût souvent renouvelé, me rappelant toujours cette maxime de Pison : *Putredo fit a calore alieno et interno.*

Les succès ont de beaucoup surpassé nos espérances; j'ai eu bien au-delà de cent malades, sans en perdre un seul.

Ipswich, le 3 juin.

Cette lettre fut écrite il y a quelques mois. Depuis ce temps, le nombre des malades s'est élevé à près de trois cents, et les succès ont été les mêmes. (*Gent. Mag.*, juin 1772).

Les faits contenus dans cette lettre fournissent des preuves évidentes de l'innocuité et de l'efficacité des purgatifs dans l'esquinancie maligne, car l'épidémie qui est décrite paraît avoir été de cette nature.

M. le docteur Willan, lorsqu'il expose les caractères et le traitement des maladies cutanées, donne des extraits d'un écrit du docteur Binns sur une scarlatine qui régna parmi les enfans de l'école d'Ackworth. Dans une note de la page 281, édit. de 1805, on trouve l'angine présentée comme ayant été l'affection principale dans cette épidémie. «Le mal de gorge s'est montré dans tous ses degrés; on voyait un simple érythème quelquefois avec tuméfaction des tonsilles, des taches aphteuses, des ulcérations plus profondes avec des escarres blanchâtres, des escarres grises que je considère comme gangréneuses; on voyait aussi des escarres d'une couleur plus foncée et d'une extrême fétidité. »

A l'égard du vin donné comme remède, le docteur Binns fait, entre autres remarques, les suivantes, pages 364 et 365 : « Il est impossible de déterminer positivement la quantité de vin prise par chacun des malades ; mais, d'après la consommation générale qui s'en faisait lorsqu'il survenait à la fois un certain nombre de cas graves, il paraît que des enfans d'environ douze ans doivent avoir pris chacun une bouteille de vin d'Oporto rouge et une bouteille de vin de raisins secs en vingt-quatre heures, plusieurs jours de suite..... Quoique l'état du pouls et les autres symptômes aient souvent été tels, que de petites quantités de quinquina et de vin suffisaient, dans d'autres cas, la faiblesse était si grande qu'il était même nécessaire d'ajouter de l'eau-de-vie au vin d'Oporto ; tantôt la forte eau-de-vie étendue d'eau, tantôt l'eau-de-vie pure était donnée avec avantage. »

Dans la description de cette épidémie qui, comme le prouvent ses symptômes et les stimulans très-actifs qu'elle a rendus nécessaires, a eu beaucoup d'analogie sinon une parfaite similitude avec l'esquinancie maligne, le docteur Binns parle ainsi des laxatifs, p. 357 : « Je dois des remercîmens à Thomas Oxley de Pontefract pour ses soins assidus, et pour avoir été inaccessible au préjugé qui condamne les laxatifs dans le premier temps de la maladie, préjugé dont plusieurs auteurs sont imbus, et qui a été confirmé par les suites déplorables que j'ai observées lorsqu'il survenait une diarrhée dans cette fièvre. D'après ses conseils, j'ai donné, selon les occasions, de petites doses de calomel et d'autres laxatifs. Je pense qu'en évacuant la matière âcre que les malades avalent souvent, ces médicamens, loin de nuire, tendaient à prévenir les excoriations du canal intestinal, et la redoutable diarrhée qui les accompagne; mais il est bon de noter qu'on avait un soin particulier de soutenir les forces du malade pendant l'effet.

CHAPITRE VI.

Observations sur les avantages et l'emploi des purgatifs dans le marasme qui se manifeste dans l'enfance, et dans l'adolescence.

Je comprends sous le titre général de marasme, des symptômes variés qui s'observent dans la jeunesse des deux sexes.

L'apathie, la fatigue après le moindre exercice, un appétit nul ou dépravé, l'atrophie des muscles, la bouffissure et la paleur de la face, le gonflement du ventre, des selles irrégulières et généralement rares, des altérations dans la couleur et l'odeur des fèces, une haleine fétide, la tuméfaction de la lèvre supérieure, et le prurit des narines, indiquent le commencement de la maladie.

Quelque temps après, il survient des alternatives

de pâleur et de rougeur de la face, une chaleur sèche à la peau, un pouls faible et fréquent, de la soif, une humeur chagrine; le malade s'affaiblit de plus en plus et dort d'un sommeil agité, dans lequel il y a des grincemens de dents, des tressaillemens généraux, et des tiraillemens de différens muscles.

Tous les symptômes que je viens d'énumérer ne sont pas nécessairement réunis. Leurs différentes combinaisons forment des variétés de la maladie; mais elle est toujours facile à reconnaître et à distinguer.

Le marasme se rencontre plus communément chez les enfans qui sont faibles soit par leur constitution, soit par l'effet de causes accidentelles : il attaque surtout ceux qui habitent des villes grandes et populeuses où ils jouissent peu de l'exercice pris dans un air pur, et languissent entre les mains de nourrices; et ceux qui sont renfermés en foule, dans l'atmosphère viciée d'une école à laquelle ils sont envoyés en partie pour leur éducation, en partie pour qu'il ne leur arrive, comme on dit, aucun accident. Les enfans employés dans les manufactures y sont également exposés, quand ils sont débilités par leurs occupations, et par leur séjour dans un air impur. Un mauvais régime donne encore naissance au marasme. Aussi l'observons-nous le plus ordinairement en automne, par suite de l'usage des fruits verts, et d'autres substances végétales.

Ce qui prouve que ces causes agissent réellement ainsi, c'est que pendant toute la durée de mes fonc-

tions à l'hôpital de George Hériot, j'ai vu à peine
un seul cas de marasme parmi les enfans qui y étaient
reçus. Cela peut être attribué à la position favorable
du batiment, à ce que toutes les parties en sont
aërées et propres, à la bonne qualité de la nourriture, et à ce qu'ils s'y livrent à leurs jeux dans un
air pur.

On a généralement pensé que le marasme était
causé par des vers intestinaux. Mais c'est une supposition qui peut être révoquée en doute. L'ascaride,
le ténia et le lombric, sont les vers qu'on trouve le
plus communément dans les intestins.

Les ascarides qui sont souvent rendus en grand
nombre par les enfans, ne sont point accompagnés
des symptômes du marasme. Ils n'occasionent presque d'autre accident que des démangeaisons autour
de l'anus.

Le ténia qui manifeste sa présence par des symptômes particuliers; et qui donne lieu à de grandes
souffrances dans les autres temps de la vie, paraît
être entièrement étranger à la première et à la seconde enfance.

Le lombric est donc, selon cette supposition, le
seul ver qui puisse produire le marasme. Les médecins qui ont pratiqué dans des climats voisins
des tropiques parlent beaucoup des lombrics, et
disent qu'ils ont vu des malades en rendre une
grande quantité. Ce fait peut être expliqué par
quelque chose qui nous soit inconnu dans le climat, le sol, l'air de ces régions, et dans le genre

de vie ou la constitution de leurs habitans. Mais dans nos latitudes plus froides, on n'a pas vu d'exemples d'un grand nombre de lombrics réunis: Au contraire, après l'emploi le mieux dirigé des anthelmintiques, lorsque les symptômes de la maladie se dissipaient, nous n'avons point vu de lombrics, à moins qu'on n'admette que les vers détruits par l'efficacité des remèdes constituaient les matières fétides et d'une nature particulière, qui étaient rendues alors très-abondamment. Mais cette opinion ne peut être facilement adoptée, car on observe des matières semblables quand un purgatif est donné de bonne heure, et avant qu'aucun vermifuge ait été administré.

De plus, les lombrics ne sont nullement une cause constante de mauvaise santé. On sait qu'ils peuvent exister sans qu'il en résulte aucune maladie. Ces exemples ne sont point rares, et n'ont pas lieu chez les enfans seulement. Ils militent contre l'opinion reçue, que ces vers sont la cause du marasme ; car s'il en était ainsi dans un seul cas, tous les autres devraient avoir la même origine.

Cependant, l'idée que les vers intestinaux exercent une influence fâcheuse sur la santé s'est tellement accréditée pendant des siècles, qu'un grand nombre d'anthelmintiques ont été proposés et vantés soit par les praticiens, soit par les garde-malades. On en a regardé quelques-uns comme des poisons spécifiques de ces insectes, et l'on a cru que d'autres les détruisaient d'une manière mécani-

que. La plupart de ces médicamens ont eu leurs
partisans pour un temps, et l'expérience les à tous
plongés successivement dans l'oubli. L'utilité des
enthelmintiques qui ont paru les plus efficaces, a
dépendu selon moi de leur propriété purgative.

Quand je considère l'état de langueur et de lassitude qui précède le marasme, et la débilité constitutionnelle ou acquise des individus qui y sont
plus particulièrement exposés, loin de croire, comme
on le fait communément, que cette maladie est occasionée par des vers, je pense qu'elle a probablement pour cause immédiate la torpeur ou l'atonie du canal alimentaire. De cette atonie résultent
la constipation, la distension des intestins, et une
irritation particulière provoquée par le retard qu'é-
prouve l'expulsion des fèces. C'est pour ces motifs
que j'emploie depuis long-temps les purgatifs dans
le traitement du marasme. Mon but est ici d'entraîner des matières endurcies et fétides qui peut-être
se sont accumulées depuis plusieurs mois, et à mesure que je le remplis, le retour graduel de l'appétit
et des forces annonce les progrès du rétablissement.

L'histoire de la maladie depuis ses premiers symptômes jusqu'à ceux qui la caractérisent essentiellement, me porte à la diviser en deux périodes, selon
qu'elle est commençante ou confirmée. La première
période s'étend depuis le début jusqu'à l'apparition
des symptômes fébriles. Ces derniers annoncent la
seconde période, qui ne se termine qu'à la fin de la
maladie.

Dans la période commençante, les intestins conservent encore quelqu'énergie, et ne sont point surchargés par des matières accumulées dans leur intérieur. En conséquence, les purgatifs doux, répétés à des intervalles convenables, amènent une prompte guérison. Ils rétablissent l'activité des intestins, expulsent des fèces qui commençaient à nuire, et préviennent une accumulation semblable.

Quelquefois, la négligence ou trop de confiance dans des médicamens inertes, permet à la seconde période du marasme de s'établir insensiblement. Un grand danger menace alors les jeunes malades, dont le dépérissement et la débilité sont rapidement accrus par la fièvre; la diminution et la dépravation de l'appétit rendent la nutrition presque nulle, tandis que l'augmentation de l'atonie des intestins et du volume des matières fécales oppose de nouvelles difficultés au traitement. Dans ces circonstances, je fais usage de médicamens actifs pour stimuler les intestins, et les évacuer promptement. Le meilleur moyen que j'aie trouvé pour obtenir ces résultats, a été de donner de petites doses du purgatif que j'employais, et de les répéter fréquemment, de manière que les dernières soutinssent l'effet des premières. Lorsque le ventre est une fois libre, des purgatifs plus forts, donnés à de plus longs intervalles, terminent la curation.

En choisissant les purgatifs, nous devons flatter le goût de nos jeunes malades. La saveur du jalap en poudre est supportable; les sels neutres doux, dissous dans une quantité convenable de thé de bœuf [1], sont aussi des purgatifs commodes; mais le calomel est, sous plusieurs rapports, le plus sûr et le plus efficace de tous. Je le vois réussir également dans les deux périodes de la maladie. Toutefois, l'emploi de ce médicament demande ici beaucoup d'attention, car autrement, la fétidité de l'haleine nous empêchant de bien reconnaître l'odeur que le mercure lui donne, l'irritation de la bouche pourrait survenir à l'improviste, et sans nécessité.

Tandis que je donne ainsi des purgatifs appropriés, je juge nécessaire d'en apprécier exactement les effets, en examinant chaque jour les selles. Leur odeur et leur aspect marquent les progrès de l'amélioration, et nous dirigent dans l'administration ultérieure des purgatifs. Cette inspection est d'autant plus essentielle, que nous ne pouvons attendre de nos jeunes malades les renseignemens dont nous avons besoin, et que souvent nous les demanderions vainement à leurs gardes, qui ne peuvent en sentir l'im-

----

[1] On obtient ce *thé de bœuf* en jetant, sur une certaine quantité de viande crue et maigre, le double de son poids d'eau bouillante. On laisse infuser le tout dans un vase bien couvert, jusqu'à l'entier refroidissement; on enlève la graisse figée à la surface; on transvase le bouillon, et on le fait chauffer de nouveau, en y ajoutant, suivant l'occurrence, du sel et quelques aromates, et même des acides et des végétaux frais. *Practical synopsis of the materia alimentaria*, vol. I, pag. 11; ouvrage cité par M. Hippolyte Cloquet, dans sa *Faune des médecins*. (*Note du traducteur.*)

portance, à raison de leurs préjugés et de l'ignorance où elles sont de nos vues.

Quand la maladie est dans toute sa force, les fèces sont noirâtres et fétides, leur consistance varie, et souvent elles sont liquides ; c'est ce qui arrive quand on commence à donner les purgatifs. J'observe que la marche du rétablissement suit celle du retour des fèces à leur couleur, à leur forme et à leur odeur naturelles, changemens que la répétition des purgatifs ne manque pas d'amener.

Tandis qu'on les donne de cette manière dans la seconde période, où la maladie est quelquefois très-opiniâtre et accompagnée d'un danger imminent, des alimens légers, nourrissans, et agréables au goût du malade, avec une quantité médiocre de vin, sont nécessaires.

Pendant quelque temps après la disparition des symptômes, il est utile de continuer à stimuler doucement les intestins. Comme ils viennent d'être affaiblis par une distension extrême, ils peuvent favoriser une seconde accumulation de matières, ce qui causerait une rechute d'autant plus à craindre, que les organes ont été débilités par la maladie.

Ces évacuations alvines, déterminées avec ménagement, car elles doivent l'être ainsi, n'ont aucun danger. Au contraire, je ne connais rien qui hâte plus la guérison dans ce cas. Elles soulagent l'estomac, augmentent l'appétit, et améliorent les digestions. D'ailleurs, cette pratique n'a d'autre but que de régulariser l'action des intestins après une constipation prolongée, en procurant chaque jour aux enfans une ou deux selles faciles, qui certainement sont toujours nécessaires à leur bon état de santé.

En prenant cette précaution, j'évite la nécessité de donner des toniques pour assurer la guérison. J'y parviens ordinairement sans peine, en donnant des alimens légers et substantiels, et en exposant beaucoup les malades à l'air libre.

Je ne dis point cependant que les médicamens fortifians ne puissent pas être aussi avantageux, vers la fin de la maladie, que beaucoup de praticiens le pensent. L'eau de chaux, les infusions amères, et les ferrugineux, sont dans ce cas. Pourvu que leur effet sur l'estomac n'empêche pas les malades de se nourrir, ils peuvent contribuer au rétablissement.

Le marasme débute comme une indisposition légère, aux symptômes de laquelle il s'en joint d'autres qui deviennent de jour en jour plus opiniâtres et plus dangereux. Il est facile de remédier à ce premier dérangement de santé par les purgatifs qui régularisent l'action languissante des intestins, et les débarrassent. La maladie affecte de jeunes individus sans réflexion, qui peuvent à peine indiquer ce qu'ils sentent; en conséquence, les mères, les nourrices, les inspecteurs d'hôpitaux d'enfans et de manufactures, doivent remplir assidûment leurs devoirs envers les jeunes êtres qui leur sont confiés. La diminution et la dépravation de l'appétit, des altérations dans le teint, la tuméfaction du ventre, des selles rares et peu naturelles, et la fétidité de l'haleine,

annoncent l'approche du danger. On doit alors demander un secours qui peut prévenir beaucoup d'accidens, et la mort même.

J'ai encore d'autres motifs pour recommander cette
assiduité. Le marasme a beaucoup d'affinité avec d'autres maladies redoutables, et les précède, ou semble
les accompagner. Parmi celles-ci, je citerai maintenant l'hydrocéphale et l'épilepsie.

L'hydrocéphale interne, véritable peste de la première et de la seconde enfance, maladie extrêmement
pénible, et bien souvent funeste, a fixé dans tous les
temps l'attention des médecins. Ils ont fait leurs efforts pour en découvrir la nature, en assigner les
causes, et en saisir les indications curatives. Des opinions différentes sur ces objets leur ont fait adopter
des remèdes nombreux et opposés. Quoi qu'il en soit,
ils ne sont pas d'accord même aujourd'hui sur les
causes de cette maladie, tant il règne d'incertitude
à cet égard. Ils n'ont point fait un seul pas vers la découverte d'un remède certain contre cette maladie.

On sait très-bien que l'hydrocéphale fait souvent
des progrès insensibles, avec des symptômes qui
ressemblent à ceux du marasme commençant. Ainsi,
jusqu'à ce qu'on trouve une meilleure théorie, nous
avons lieu de croire que le marasme peut quelquefois
donner naissance à l'hydrocéphale, en débilitant la
constitution, et en favorisant des épanchemens séreux dans les ventricules cérébraux.

Cette conjecture mérite d'autant plus d'attention,
que, dans des cas où les symptômes de l'hydrocé-

phale étaient semblables à ceux du marasme commençant ou confirmé, l'usage convenable des purgatifs les a dissipés. Cette observation s'est trouvée souvent vérifiée dans ma pratique, et c'est encore une raison pour s'attacher à prévenir l'état de marasme confirmé, qui peut avoir été plus souvent que nous ne pensons, sinon la cause, au moins l'avant-coureur de l'hydrocéphale.

L'épilepsie, qui cause autant de tourmens au malade et d'embarras au médecin qu'aucune autre maladie, se manifeste fréquemment dans l'enfance. Ses accès prennent de plus en plus de force en se répétant, jusqu'à ce que leur nombre et l'empire de l'habitude aient rendu la maladie constitutionnelle.

Je n'ai pas l'intention d'examiner maintenant comment les fonctions des organes le plus immédiatement lésés par les paroxysmes epileptiques peuvent être influencées de manière à rendre la maladie permanente. Le vague des théories qu'on a proposées à ce sujet, et leur peu d'utilité dans la pratique, font que toute discussion serait ici dénuée d'intérêt.

Néanmoins, je crois qu'en général on ne regarde pas les accès d'épilepsie comme étant toujours idiopathiques, mais comme étant souvent occasionés par une irritation particulière, soit physique, soit morale. Quand il n'y a pas d'autre cause évidente, on peut supposer que cette irritation est produite par l'embarras des intestins, et par les altérations des résidus excrémentitiels, symptômes que j'ai dit s'observer dans le marasme.

Il est de fait que les praticiens ont eu cette circonstance en vue, car ils mettent au nombre des
causes de l'épilepsie les vers intestinaux, ou le marasme, si j'entends leur langage. Assurément cette
considération est un puissant motif de plus pour
surveiller le commencement et les progrès du marasme ; elle prouve combien il importe de faire l'u-
sage le plus énergique des purgatifs au premier accès d'épilepsie qui survient chez un enfant sans
cause bien connue, car la maladie deviendrait peut-
être habituelle pendant qu'on perdrait du temps à
donner inutilement des vermifuges, ou qu'on cher-
cherait au hasard d'autres causes, et des remèdes
pour les éloigner.

Je donne à la section III de l'appendice des observations de marasme extraites des registres de l'Infirmerie royale, comme preuves de l'efficacité des
purgatifs dans cette maladie.

J'ai placé à la fin de l'appendice deux lettres qui
seront lues avec intérêt, l'une du professeur Russel, l'autre de feu Benjamin Bell. La pratique dont
elles donnent les détails ajoute un nouveau poids à
mon opinion sur la production possible de l'hydrocéphale par le marasme. Dans des maladies qui
avaient beaucoup d'analogie avec ce dernier, l'efficacité des purgatifs a été si grande, qu'on n'en peut
désirer de plus fortes preuves.

CHAPITRE VII.

Des avantages et de l'emploi des purgatifs dans la chlorose.

LES jeunes gens des deux sexes, mais particulièrement les filles, sont exposés vers l'époque de la puberté à une série de symptômes qui, bien que légers dans les premiers temps, deviennent avec lenteur très-graves et très-pénibles. Ce sont d'abord : une haleine fétide qui exhale assez souvent une odeur stercorale, des éructations acides et nidoreuses, la perte de l'appétit, de l'aversion pour les alimens ordinaires, et du goût pour des substances qui ne peuvent être digérées, comme la craie, le charbon, le sable. La constipation précède ordinairement ces symptômes, et dure autant que la maladie.

Le teint, de frais et animé qu'il était, devient tantôt pâle, tantôt verdâtre ou jaunâtre. Le vermillon des lèvres et des gencives est remplacé par une couleur blafarde. Les yeux sont ternes, et les parties inférieures de leurs orbites sont tuméfiées et livides. Les mouvemens sont bornés et faibles; le pouls, qui est en général petit et lent, acquiert facilement de la fréquence et de l'irrégularité; la moindre agitation de l'esprit ou du corps accélère et gêne la respiration. Il y a souvent des syncopes ; ensuite il survient du mal de tête, des vertiges, les facultés intellectuelles sont inactives ; ces êtres infortunés deviennent taciturnes, ils recherchent la solitude et l'obscurité. Dans un état plus avancé de la maladie, les chairs s'amollissent, les urines et la transpiration sont en petite quantité. L'infiltration du tissu cellulaire produit d'abord l'œdème des extrémités inférieures, et ensuite l'anasarque. Les malades s'affaiblissent de plus en plus, et succombent quelquefois.

Les auteurs ont donné sans distinction à cette réunion de symptômes, les noms divers de chlorose, de leucophlegmatie, et de cachexie. Les médecins les plus anciens ont médité sur la chlorose, et ont adopté des opinions variées sur la nature et sur les causes de cette maladie.

Il n'est peut être pas nécessaire dans ce siècle de s'étendre beaucoup sur les doctrines de la pathologie humorale, qui a été en honneur pendant très-longtemps. Les dogmes sur le gluten spontané, sur la lenteur et la fluidité du sang, et sur les acrimonies alkalines ou acides des liquides, n'ont maintenant qu'un petit nombre de partisans ; et même, les progrès que la chimie a faits de nos jours ne nous donnent pas assez de lumières sur la nature des fluides animaux dans l'état de santé ou de maladie, pour que nous puissions dire en quoi consiste la première, et quels désordres amènent la seconde.

Quoi qu'il en soit, on a supposé que la chlorose était causée par un état cachectique des humeurs; on a eu recours pour la guérir aux délayans, aux incrassans, aux toniques, et aux spécifiques des acrimonies particulières. Ainsi, l'on a fait usage d'une pratique aveugle, incohérente, souvent nulle, et en conséquence peu propre à dissiper promptement la maladie qui s'agrave en se prolongeant, et qui, dans certains cas, devient en peu de temps supérieure à toutes les ressources de l'art.

Quand la pathologie humorale perdit de sa vogue, il s'éleva d'autres opinions sur lesquelles on fonda l'explication des symptômes de la chlorose, et ses indications curatives.

Comme la chlorose se manifeste ordinairement vers le temps de la puberté, et chez les femmes soit avant soit peu après la première époque menstruelle, beaucoup de médecins ont supposé que la rétention ou la suppression des menstrues était la cause immédiate de la maladie. Cette supposition peut être discutée. Il est impossible de déterminer avec précision l'époque à laquelle on peut regarder la rétention des menstrues comme une circonstance liée à la maladie, et l'âge de puberté n'est pas le même chez toutes les femmes. La chlorose peut donc se manifester longtemps avant l'approche de la révolution menstruelle. Mais ce qui fournit un argument encore plus concluant contre cette théorie, c'est que la chlorose se montre quelquefois chez les jeunes gens les plus faibles et les plus délicats. En effet, bien que cette maladie attaque plus souvent et plus fortement les filles, elles n'y sont pas seules exposées.

Telles sont les raisons pour lesquelles cette doctrine est généralement oubliée maintenant. Elle est remplacée par une autre qui est fondée sur l'état des organes génitaux. Celle-ci est soutenue par une autorité des plus respectables, et s'est acquis beaucoup de prosélytes.

Le docteur Cullen expose sa doctrine sur la chlorose dans ses élémens de pratique médicale, édition de 1789, aux paragraphes M, MI, MII, MIII. Il cherche à établir que la rétention des menstrues et la chlorose sont deux maladies coexistantes, qui se montrent vers l'âge de puberté, et proviennent de ce que les organes génitaux ne communiquent point aux autres leur stimulus ; qui tient sous sa dépendance l'énergie et la tonicité générales.

Je sais quelle est l'importance des organes sexuels, et combien ils influencent l'économie dans toutes les espèces d'animaux adultes ; mais je ne puis me dissimuler que ces organes, et les doctrines émises sur leurs fonctions, ont eu trop de part dans nos raisonnemens en pathologie, et dans le choix de nos agens thérapeutiques. Connaissant par expérience le peu d'efficacité des moyens qu'on oppose ordinairement à la chlorose d'après ces doctrines, et l'utilité d'un autre mode de traitement, j'ai mis en doute quoique avec réserve, la théorie de l'école de Cullen à ce sujet.

Selon cette théorie, la suspension momentanée de

l'influence des organes génitaux est vivement ressentie par tous les autres. Mais il est des cas où cette influence est abolie pour toujours, sans qu'il s'ensuive aucune maladie. Certainement la constitution des animaux mutilés subit des modifications, mais ils conservent une santé parfaite. Dans notre propre espèce, les eunuques, bien qu'ils aient beaucoup perdu dans l'opinion de la société, n'en vivent ni moins longtemps, ni dans un moins bon état de santé. Raisonnant d'après cette analogie, je ne conçois pas que chez la femme l'influence des organes génitaux puisse être assez grande pour que sa suspension temporaire doive occasioner la rétention des menstrues, ou la chlorose.

Les désirs érotiques ont servi de base à une autre théorie de cette affection. On a mis en avant des insinuations injurieuses pour l'innocence et la modestie des intéressantes malades. Le médecin moraliste parle de la *chlorosis amatoria*, et donne des conseils analogues à ses idées. Dans quelles contradictions nous jettent les raffinemens du dogmatisme! une passion peut-elle exister quand l'action des organes qui l'éveillent est encore nulle, ou lorsqu'elle a été paralysée par la maladie? quels regrets n'éprouverait-on pas, si, par suite de cette supposition révoltante et selon moi gratuite, de jeunes personnes trouvaient dans le mystère et dans un excès de réserve, les causes d'une mort prématurée?

Je ne pouvais éviter de discuter ces théories, et je l'ai fait avec toute la brièveté possible. Il m'a paru nécessaire de prouver que les doctrines adoptées sur la chlorose n'étaient ni assez positives, ni assez fondées, pour autoriser les conséquences qui en découlent nécessairement. Cela disposera le lecteur à examiner avec impartialité ce que je veux proposer. J'ai d'autant plus besoin de cette impartialité, qu'à l'égard de cette maladie mon opinion peut paraître trop simple, et ma pratique trop peu brillante de prescriptions variées.

Il serait heureux que les médecins eussent toujours suivi pas à pas les progrès des maladies, et qu'ils les eussent considérées en totalité depuis le premier dérangement de santé, jusqu'à leur terminaison. Une marche contraire les a souvent entraînés vers la confusion et l'erreur.

Il est donc évident que d'après les symptômes de cette maladie devenue complète, on lui a donné pour cause la cacochymie des humeurs et un état particulier des organes génitaux, par lequel tous les autres étaient débilités. Ce sont encore ces symptômes qui lui ont fait imposer son nom, tandis qu'en même temps on a peu remarqué ce qui se passait lors de son début.

Pour peu qu'on réfléchisse sur l'histoire de la maladie, on voit que la constipation précède et accompagne les autres symptômes. C'est elle qui produit l'odeur stercorale de l'haleine, et le désordre de l'estomac, qui déprave l'appétit, et trouble la digestion. La nutrition ne peut alors s'accomplir d'une manière suffisante, ce qui serait si nécessaire à raison

du développement : il en résulte de la pâleur, le
relâchement et la flaccidité des tissus, le dépérissement, la langueur, la faiblesse, la rétention des
menstrues, la suspension des autres excrétions, des
épanchemens séreux, l'hydropisie et la mort.

Cette manière d'envisager la chlorose est confirmée
par l'explication qu'elle donne de quelques circonstances liées à la maladie. Chez les individus faibles
des deux sexes, l'atonie des intestins favorise beaucoup la constipation, ce qui les rend plus sujets à la
chlorose que les jeunes gens robustes. Les femmes
sont en général plus délicates; et, dans certaines
positions sociales, elles sont plus sédentaires que les
hommes; elles sont ainsi plus exposées à la constipation et à la chlorose. On sait que les évacuations
alvines sont périodiques et soumises au pouvoir de
l'habitude; si, dans ce cas, le besoin régulier n'est
pas satisfait, il cesse promptement de se faire sentir,
et lorsqu'on néglige fréquemment d'y céder, la constipation habituelle s'établit; aussi les scrupules du
sexe féminin, et souvent le défaut d'occasions convenables rendent-ils la constipation et la chlorose
qui l'accompagne plus communes chez les filles que
chez les garçons; de plus, la capacité du bassin étant
plus grande dans les premières que dans les seconds,
permet à la portion du canal intestinal qui y est
contenue de recevoir, en se dilatant davantage, une
plus grande quantité de matières fécales qui y séjournent, et deviennent par là de plus en plus abondantes et denses. Voilà pourquoi la constipation est

plus opiniâtre, et la chlorose, ainsi que les autres maladies causées par la constipation, sont plus graves et plus difficiles à guérir chez les femmes que chez les hommes.

Ces considérations et l'opinion favorable que j'avais conçue de l'emploi des purgatifs dans d'autres maladies, m'ont déterminé depuis long-temps à donner ces médicamens dans la chlorose. En combattant la constipation, j'ai cherché à dissiper les symptômes qui annonçaient l'embarras de l'estomac, et à faire cesser en même temps d'autres symptômes qui dépendaient des premiers. Je me suis attaché à cette pratique avec d'autant plus d'empressement, que je connaissais par expérience l'incertitude et la lenteur du traitement de la chlorose par les moyens ordinaires. A peine avais-je commencé à faire usage des purgatifs contre cette maladie, que j'eus la satisfaction d'obtenir des effets tels que je les espérais, c'est-à-dire, exempts de tout inconvénient, et promptement salutaires.

Comme la marche de la chlorose est lente, j'ai observé que, selon les progrès qu'elle avait faits, il était plus ou moins aisé de vaincre la constipation; souvent les matières se sont accumulées en grande quantité, ce qui peut en rendre l'expulsion difficile. L'usage des purgatifs, dans cette affection, exige donc beaucoup d'attention et d'assiduité; on doit en varier les doses selon les circonstances, que l'examen des évacuations peut seul faire appécier. Le praticien qui ne prendra pas ces précautions, et qui, cédant aux sollicitations importunes de ses malades ou au caprice

de leurs parens, ne suivra pas avec fermeté sa méthode de traitement, n'aura point de succès, ses ta-
lens inspireront peu de confiance, et l'on ne fera
aucun cas de ses conseils.

Quand le canal intestinal a été suffisamment évacué,
les toniques peuvent hâter le rétablissement; mais
s'ils diminuent l'appétit, ou qu'ils causent du malaise, leur efficacité sera douteuse. Le malade doit alors
user seulement d'une nourriture facile à digérer, et
de promenades fréquentes, lorsque le temps le permet.

Au reste, je ne me singularise point par cette pratique. Les partisans de la pathologie humorale ont
recommandé de purger doucement à certains intervalles, pour débarrasser complétement les intestins;
d'autres donnent les mêmes avis, pour que l'effet stimulant des purgatifs s'étende du rectum aux vaisseaux de l'utérus; mais les objets que ces auteurs se
proposaient étant seulement secondaires, l'utilité
directe des purgatifs semble leur avoir échappé, ou
n'être point entrée dans les vues qui leur ont fait
adopter un autre mode de traitement.

En terminant ce chapitre, je dois faire observer
combien il est essentiel que les personnes placées
auprès des enfans, et particulièrement des jeunes
filles, leur persuadent qu'il est convenable et même
absolument nécessaire d'entretenir la régularité des
évacuations alvines, qu'elles leur donnent les moyens
de se préserver de la constipation, et qu'en même
temps elles veillent à ce que la légèreté ou la paresse
ne leur fasse pas négliger un soin qui, en contri-

buant au bonheur et à la santé dans l'aimable printemps de la vie, prévient d'une manière sûre la
chlorose, maladie toujours très-fâcheuse et quelquefois funeste.

Il y a dans la section iv de l'appendice des observations de chloroses que j'ai traitées à l'Infirmerie
royale; elles rendent évidente l'utilité des purgatifs
dans cette maladie.

CHAPITRE VIII.

Des avantages et de l'emploi des purgatifs dans l'hématémèse.

L'hématémèse, hémorragie alarmante et souvent
grave, a presque toujours été regardée comme sym-
ptomatique d'autres affections. Je n'en tracerai point
ici l'histoire générale; mais les femmes sont exposées,
depuis dix-huit ans jusqu'à trente, à une variété de
l'hématémèse qu'on observe rarement chez elles dans
d'autres temps de la vie, comme j'espère le prouver.
Ce que je dirai sur cette matière ne concernera donc
pas l'hématémèse que détermine une affection organique de l'estomac ou des viscères qui l'avoisinent, et
qui est, soit une maladie constitutionnelle, soit la
suite des excès et de l'intempérance. J'ai vu plusieurs
exemples de cette espèce d'hématémèse, dont la curation est extrêmement incertaine et difficile.

L'hémorragie dont je parle est précédée par beaucoup de malaise et d'oppression dans la poitrine et à
l'épigastre, par un sentiment de plénitude vers cette
dernière partie, par de la toux, de la dyspnée, et
quelquefois des douleurs dans la poitrine, par la
perte de l'appétit, du mal de tête, des vertiges et un
sommeil agité ; les yeux sont ternes, la face exprime
un état d'angoisse, le pouls est faible, et il y a constipation.

Dans cet état, la cardialgie et les nausées sont les
avant-coureurs de l'hématémèse. Le sang vomi est
quelquefois vermeil, d'autres fois noir et grumeleux ;
la quantité qui en est rejetée à la fois peut aller de quelques onces à une livre ou plus. L'hémorragie amène
une rémission des symptômes, mais ils s'agravent de
nouveau jusqu'au retour de l'hématémèse.

La durée de cette maladie est incertaine, et sa gravité varie, quand elle est traitée par les moyens
ordinaires.

Le temps de la vie dans lequel cette hémorragie
survient, et la disposition particulière que les femmes
ont à l'éprouver, ont fait croire aux praticiens qu'elle
avait un rapport intime avec le flux menstruel, dont
la suppression a généralement été regardée comme la
cause de la maladie. On a donné à celle-ci le nom
d'hémorragie vicaire des menstrues.

La haute importance de l'appareil utérin dans
l'économie animale ne peut être révoquée en doute ;
mais les fonctions de cet appareil nous sont profon-
dément cachées, et nous ne les concevrons peut-

être jamais bien. Elles ont donné lieu à beaucoup de méditations spéculatives, et des théories plus ou moins ingénieuses. ont été inventées pour expliquer ces fonctions et leur influence, tant en santé qu'en maladie.

Le flux menstruel, le plus évident des phénomènes qui dépendent de l'utérus, a ouvert un champ vaste à la discussion. Il joue un rôle dans les opinions que nous embrassons sur presque toutes les maladies auxquelles les femmes sont exposées. On rend facilement raison de beaucoup de symptômes par l'excès ou par la suppression de cette excrétion, qui sont les sources fécondes, bien qu'imaginaires peut-être, d'un grand nombre de maux. Cette évacuation est un objet d'attention constante pour les femmes, qui en connaissent ordinairement l'importance et la nécessité.

Ces théories scolastiques, et l'impression qu'elles font de bonne heure sur l'esprit des femmes, rendent ce sujet populaire, et forcent le praticien à s'en occuper, parce qu'il doit respecter et paraître même adopter les opinions géneralement admises sur les menstrues, quoique ces opinions et les conclusions qui en résultent puissent lui sembler peu fondées à certains égards.

Il est ridicule d'étudier avec trop d'ardeur les merveilles secrètes de la nature. Elles sont hors de doute pour les esprits sages, mais la vue de l'homme ne peut les atteindre. En conséquence, lorsque sur des questions purement théoriques nous adoptons les

idées et le langage de l'école, et que nous en dédui-
sons des règles de pratique, nous pouvons nous éga-
rer. Je suis tenté de croire, je l'avoue, qu'on exagère
l'influence des menstrues dans des cas pathologi-
ques. Il me semble qu'en expliquant ceux-ci, l'on a
poussé trop loin le raisonnement sur un sujet très-
peu connu.

Le flux menstruel est quelquefois suspendu depuis
long-temps, sans que la santé en soit altérée. Souvent aussi, des affections variées se manifestent vers
l'époque des règles, et si elles ne paraissent pas, l'on
se hâte d'attribuer à cette circonstance la maladie,
qui cependant peut être considérée, avec beaucoup
de raison, comme la cause de la suppression. S'il en
est ainsi, nous devons regretter que des vues théoriques nous aient porté à faire des essais dont la
réussite était difficile et les résultats incertains, pour
rétablir les règles dans ce cas, et dans d'autres analogues. Une pratique différente, plus sûre, plus
utile, et fondée sur une autre manière de voir, a toujours été ignorée, ou du moins on n'en a fait aucun
usage.

Ces observations me paraissent essentielles, parce
que la cause dont on a fait dépendre l'hématémèse
est le fruit d'un examen superficiel, ou de l'erreur.
La suspension des menstrues n'accompagne pas nécessairement cette hémorragie, qui a souvent lieu
sans aucune irrégularité dans leur apparition. Je ne
sais jusqu'à quel point les faits de ce genre sont communs, mais il n'en faut qu'un seul pour renverser la

théorie qui représente cette hémorragie comme suppléant les règles, et pour ranger celle-ci comme il convient parmi les maladies idiopathiques.

Il y a environ trente-six ans que le docteur Gasking, de Plymouth, fit quelque séjour à Edinburgh. Je fus assez heureux pour m'attirer et pour cultiver son amitié. Je connaissais alors toute l'efficacité des purgatifs contre plusieurs maladies, et je lui communiquai franchement les observations que j'avais faites à ce sujet. Ce médecin m'accompagnait fréquemment à l'hôpital. Il remarqua une malade qui vomissait le sang, et que je traitais sans succès, selon la routine commune, par des médicamens rafraîchissans et acidules, auxquels je joignais des emménagogues. Il me conseilla de lâcher le ventre au moyen du calomel, et comme il montra cette assurance que l'expérience donne, je profitai de son avis. Cette malade était de la campagne, sa constitution était saine et robuste, et elle avait environ trente ans. Les matières que le purgatif fit rendre étaient copieuses et d'un aspect peu naturel. Elle fut aussitôt soulagée, l'hématémèse s'arrêta, et quelques autres purgatifs achevèrent de rétablir la santé. Quand elle quitta l'hôpital, on lui recommanda bien d'entretenir la liberté des évacuations, et on lui en donna les moyens. Trois ou quatre mois après, elle revint avec de la constipation et une hémorragie semblable à la première. La constipation fut encore dissipée par le calomel, et une grande quantité de matières endurcies et fétides se porta au dehors. Elle sortit guérie de nouveau , et reçut encore les mêmes avertissemens.

Cette leçon instructive ne fut pas perdue pour moi; elle m'apprit que l'hématémèse dont je parle dépendait de la constipation, circonstance que je ne soupçonnais point auparavant.

Lorsqu'ensuite j'ai agi de la même manière dans des cas semblables au précédent, mes succès ont été si constans, que j'avance comme un fait incontestable, que l'usage des purgatifs est un moyen sûr d'arrêter l'hématémèse dont je parle.

Les purgatifs que j'ai donnés dans cette maladie n'ont jamais excité le vomissement, et je n'ai jamais reconnu de sang dans les matières évacuées, ce qui peut paraître singulier.

Comme les forces des malades qui ont cette hémorragie sont en général peu diminuées, on ne doit pas craindre ici l'effet purgatif complet; mais il n'est pas nécessaire, car il suffit, pour la curation, de débarrasser les intestins. Les matières qui sont rendues sont en général copieuses; leur consistance, leur couleur, et leur odeur, ne sont point naturelles, ce qui arrive communément quand elles ont été retenues long-temps par une constipation opiniâtre. Les différentes circonstances que j'ai rapportées à l'article de la chlorose, comme exposant les femmes à éprouver la constipation plus souvent et plus long-temps que les hommes, peuvent expliquer pourquoi elles sont exclusivement sujettes à cette hématémèse. Cette particularité est une raison de plus pour veiller avec la plus grande attention à la régularité des évacuations alvines. C'est le seul moyen de se préserver de la constipation, qui est l'ennemie de la santé, et la source de beaucoup de maux.

Je n'ai pas donné seulement le calomel en traitant l'hématémèse. On verra, dans les observations rapportées à la section v de l'appendice, que je me suis quelquefois servi d'autres purgatifs.

Je saisis l'occasion que me donne l'impression de la cinquième édition de mes observations, pour décrire en peu de mots une affection sur laquelle je n'ai rien trouvé dans les auteurs, et qui est analogue à celle dont j'ai parlé dans ce chapitre. Cette maladie consiste dans l'écoulement du sang par l'anus, quand le malade va à la selle. L'hémorragie n'est accompagnée ni d'hémorroïdes, ni d'affections locales, ni de douleur. Elle se répète à certains intervalles, et se prolonge plus ou moins chaque fois. Elle inspire communément de la crainte, et quelquefois on perd une si grande quantité de sang, qu'il survient de la faiblesse et un commencement de leucophlegmatie. J'ai observé plus souvent cette hémorragie chez les hommes que chez les femmes; la constipation l'accompagne constamment, et je l'ai toujours arrêtée en peu de temps, au moyen de purgatifs donnés de manière à déterminer des évacuations suffisantes. Le sang a quelquefois cessé de s'écouler après l'effet du premier purgatif, et j'ai lieu de croire que mes malades se sont complétement guéris en suivant mes avis par la suite, car aucun d'eux ne m'a consulté une seconde fois pour la même incommodité. L'aloès

est le purgatif que j'ai vu le mieux réussir dans cette
hémorragie.

CHAPITRE IX.

Observations sur les avantages et l'emploi des purgatifs dans
l'hystérie.

Les symptômes de l'hystérie sont nombreux, et
les modifications qu'ils peuvent éprouver font que
les jeunes praticiens ont souvent de la peine à reconnaître la maladie.

Voici les plus communs de ces symptômes, ceux
qui sont regardés comme pathognomoniques : douleur lancinante au front ou au dessus d'un orbite,
douleurs vagues dans l'abdomen, flatuosités, constipation ; quelquefois, mais rarement, vomissemens et
diarrhée, éructations acides et fétides, irritabilité
morale, et, dans certains cas, abattement; sommeil
orageux, et souvent troublé par l'incube, ou par des
rêves effrayans. Ces symptômes constituent le premier degré de l'hystérie, et sont suivis d'un état plus
violent, c'est-à-dire des accès hystériques propre-
ment dits. Ces accès ont quelquefois lieu d'une manière subite, mais souvent ils sont précédés de symptômes qui en annoncent l'approche, comme de
l'oppression, des palpitations, une toux sèche, des

urines incolores et rendues en grande quantité, surtout la sensation d'un globe qui, partant de l'hypogastre, s'éleverait à travers l'abdomen, dont il suivrait le côté gauche, et atteindrait l'estomac, puis l'œsophage et le larynx, en produisant la difficulté de la déglutition, et un sentiment de suffocation. Ensuite, le malade tombe à terre, en proie à de violentes convulsions de différens muscles, particulièrement de ceux de l'abdomen, qui est alors fortement rétracté. Ces mouvemens convulsifs, après avoir duré quelque temps, font place au sommeil. Le malade sort de ce sommeil en respirant d'une manière inégale, et l'abdomen faisant entendre un murmure confus. Le plus communément, il ne se rappelle rien de ce qui s'est passé pendant l'accès. Celui-ci se renouvelle fréquemment pour un certain temps chez la même personne, qui jouit d'ailleurs d'une assez bonne santé dans les intervalles.

L'hystérie est plus commune et plus grave chez les femmes que chez les hommes. On a cru pour cette raison, mais à tort, que le sexe féminin y était seul exposé.

C'est depuis l'âge de puberté jusqu'à la trente-cinquième année que cette maladie se voit le plus souvent. Ce sont les femmes pléthoriques, ou de ce qu'on appelle un tempérament sanguin, qui y sont le plus exposées, et chez ces personnes, la régularité des menstrues l'accompagne souvent. Différentes causes légères amènent facilement les paroxysmes hystériques chez les femmes qui en sont menacées, telles sont : la fatigue, des évacuations considérables et subites, des odeurs particulières, et certains objets qui, par l'effet d'une aversion naturelle ou acquise, occasionent des sensations pénibles. [Les agitations morales excitées par la surprise, le chagrin, la joie, sont encore des causes occasionelles de l'hystérie. Le médecin moraliste se montre encore ici, mais je crois que ses insinuations également immodestes et mal fondées, ne sont que le fruit de son imagination inquiète.

Bien que cette maladie soit difficile à décrire, j'en ai donné d'avance une histoire abrégée, parce que j'y renverrai le lecteur dans la suite de ce chapitre.

Après avoir souvent échoué dans la curation de l'hystérie, j'examinai cette maladie d'une manière complète, et je crois impartiale. Cet examen me fit concevoir des doutes sur les opinions qu'on avait embrassées touchant la nature de cette affection, et sur l'utilité de la pratique uniforme qui a été suivie pendant si long-temps pour la combattre.

L'hystérie, comme ce nom l'indique, a été attribuée aux maladies de l'utérus. En conséquence, les anciens, et même quelques-uns des modernes, ont cru en voir les causes prochaines dans la suffocation de matrice, et dans les effluves provenant de germes ou d'un sang menstruel putréfiés. Mais cette doctrine a trop peu de crédit maintenant pour qu'il soit nécessaire de chercher à la réfuter.

Notre compatriote Sydenham, qui semble avoir raisonné plus qu'il ne le croyait, et souvent d'une manière difficilement intelligible, parle en ces termes de l'hystérie dans sa *Dissertation épistolaire adressée à Guillaume Cole*, troisième édition, page 362 : *Pendent ergo affectiones istæ, quas in feminis hystericas, in maribus hypocondriacas insignire libet, quantum ego judico, a spirituum animalium ἀταξια, unde facto impetu in hanc illamve partem plus quam pro rata densi nimiique feruntur spasmos uti et dolorem excitantes ubi in partes sensu exquisito præditas irruunt, atque organorum, tum ejus in quod se ingerunt, tum istius a quo abscedunt, functiones pervertentes; quum utrumque ab hac tam iniqua partitione quæ naturæ œconomiæ penitus adversatur, haud parum detrimenti capiat.*

Hic jam spiritus, facto quasi agmine in ventre inferiore, catervatim magnoque impetu in fauces irruentes, spasmos excitant per omnem quam transeunt regionem, ventrem inflantes ad instar globi prægrandis, qui tamen nihil aliud est quam partium spasmo tentatarum convolutio et quasi conglobatio quædam, quæ non nisi magna vi reprimi potest et coerceri. (Page 368.)

Satis itaque, jam constat opinor, omnem hunc morbum ad spiritus animales non rite dispositos referri debere; nec a semine aut sanguine menstruo corruptis, quod asserunt nonnulli auctores, et halitus malignos in partes affectas elevantibus, produci; nec a succorum nescio qua perversa depravatione, sive etiam humorum acrium congestione, ut alii volunt; sed ab iis quas modo assignavimus causis. (Page 368).

Je crois que citer ces passages, qui renferment la doctrine de Sydenham sur ce sujet, c'est *pace tanti viri*, la réfuter. Car il n'est certainement pas aisé de comprendre ce que cet auteur entend par esprits animaux, ni comment ils peuvent être poussés rapidement d'un lieu ou d'un organe vers un autre, de manière à produire précisément les convulsions hystériques.

Quand la pathologie nerveuse devint l'objet de l'attention et de l'admiration publique, une autre opinion fut émise sur cette maladie.

Le docteur Cullen dit, aux paragraphes MDXX, MDXXI, MDXXII, MDXXIII de ses Élémens de pratique médicale : « Après avoir cherché à faire distinguer l'hystérie de toutes les autres maladies, j'essaierai d'en exposer la pathologie particulière. Premièrement, il me paraît évident que les paroxysmes commencent ici par un état convulsif ou spasmodique qui, du canal alimentaire, se communique à l'encéphale et à une grande partie du système nerveux. Quoique la maladie paraisse commencer dans le canal alimentaire, la liaison qui existe si souvent entre les paroxysmes, le flux menstruel, et les maladies qui dépendent d'un état particulier des organes génitaux, prouve que dans tous les temps les médecins ont regardé avec raison cette maladie comme ayant pour siége l'utérus et d'autres parties de l'appareil génital.

« Toutefois, je ne puis en dire davantage à cet égard. Je ne prétends pas expliquer comment l'utérus, et surtout les ovaires, sont affectés dans cette maladie; comment l'affection de ces organes se communique avec des circonstances particulières au canal alimentaire, ni comment celle de ce dernier va saisir le cerveau, de manière à causer les convulsions qui ont lieu dans cette maladie.

« Mais quoiqu'il me soit impossible d'assigner les causes premières de l'hystérie, ou d'en expliquer tous les phénomènes, je crois pouvoir établir sur la nature de la maladie quelques principes généraux propres à nous diriger dans la curation.

« Je ne puis déterminer positivement s'il arrive que la mobilité nerveuse occasione cette maladie sans qu'il existe aucun état pléthorique. Mais, dans beaucoup de cas où elle a duré quelque temps, une sensibilité, et par suite, une mobilité particulières se sont développées, et souvent ne sont accompagnées d'aucun signe d'état pléthorique, ou de turgescence accidentelle. Cependant, comme nous avons fait voir plus haut que la distension des vaisseaux du cerveau semblait être la cause de l'épilepsie, et que la turgescence du sang dans les vaisseaux pulmonaires paraissait être celle de l'asthme, l'analogie me porte à présumer que la turgescence du sang dans l'utérus ou dans d'autres parties de l'appareil génital peut occasioner les mouvemens spasmodiques ou convulsifs qui appartiennent à l'hystérie. Il sera également évident que les constitutions pléthoriques doivent être les plus exposées à cette affection des organes génitaux ; et toutes les circonstances rapportées dans l'histoire de la maladie confirment cette opinion sur sa cause prochaine. »

Je ne combats qu'avec hésitation les opinions que

le docteur Cullen a publiées et soutenues. Mais les observations que j'ai faites sur l'influence de l'appareil utérin ou génital dans l'hématémèse et dans la chlorose, et cette conséquence que j'en ai tirée, que si cette influence était réelle on en exagérait communément l'étendue, militent également contre la même opinion, relativement à la cause de l'hystérie. Je ne puis donc regarder l'opinion de Cullen que comme fondée plutôt sur une supposition et sur un raisonnement dont elle est la base, que sur les faits et l'expérience, et comme méritant aujourd'hui moins d'attention qu'elle n'en a commandé pendant très-long-temps.

Les doctrines de Sydenham et de Cullen sur l'hystérie se ressemblent beaucoup. Elles paraissent au moins faire naître la même idée, puisque l'un explique la maladie par l'$\alpha\tau\alpha\xi\iota\alpha$ ou les mouvemens irréguliers des esprits animaux, et l'autre par la sensibilité et la mobilité nerveuse. Ainsi, mettant à part le système suranné de la suffocation de matrice, nous pouvons dire que nous avons une seule théorie de cette affection, théorie qui a fixé l'attention des médecins spéculatifs, et qui a dirigé la conduite des praticiens pendant plus d'un siècle.

Mais bien que d'autres puissent ne pas apercevoir ou ne pas admettre l'analogie des deux doctrines, de quelque manière qu'elles diffèrent en apparence ou en réalité, la pratique des deux auteurs est à peu de chose près la même. Ils emploient des médicamens fétides et antispasmodiques, pour diminuer la violence et la durée des accès ; ils n'excluent ni l'un ni l'autre la saignée dans l'hystérie, mais Sydenham est plus disposé à l'employer que le docteur Cullen. Je ne crois pas que cet auteur ait jamais cité les purgatifs comme étant utiles dans la maladie qui nous occupe. Sydenham les donne trois ou quatre jours de suite, et avant tout autre médicament; page 371. Le docteur Cullen propose de dissiper la pléthore par la saignée, par une diète légère, et un exercice régulier, tandis qu'il nous dit en même temps que la mobilité nerveuse peut être augmentée par l'inanition, comme il arrive dans l'épilepsie, et qu'il faut alors donner une nourriture plus abondante, et des toniques (paragraphe MCCCXXV, et suivans). Ces savans justement célèbres traitent d'ailleurs l'hystérie par les astringens, par les stimulans et les toniques, afin de ralentir et de régulariser le mouvement des esprits animaux, ou d'ôter aux organes leur excès de sensibilité, et de mobilité. Lorsque la curation de l'hystérie est conduite de cette manière, elle est souvent difficile, et généralement d'une lenteur fatigante.

Les médecins ont bien envisagé l'histoire et les traits les plus saillans de l'hystérie, mais la violence particulière des accès semble avoir fait assez d'impression sur leur esprit, pour les empêcher d'examiner convenablement d'autres circonstances de la maladie. C'est pour cette raison que j'en ai donné au commencement de ce chapitre une histoire qui ne diffère des autres que par l'ordre dans lequel j'ai groupé les symptômes, en les spécifiant et en les distinguant, selon qu'ils précèdent, accompagnent ou suivent immédiatement l'accès.

Des douleurs vagues dans l'abdomen, des flatuosités, tantôt de la constipation, tantôt des vomissemens et une diarrhée, auxquels se joignent des éructations acides et fétides, sont les plus évidens des symptômes qui indiquent la constitution hystérique.

La sensation d'une boule qui après avoir parcouru l'abdomen monterait à l'estomac, puis à l'œsophage et au pharynx, est le symptôme le plus remarquable de ceux qui précèdent immédiatement l'accès, et en annoncent l'approche.

Des mouvemens convulsifs des muscles de l'abdomen qui par cela même est fortement rétracté, accompagnent le paroxysme, et quand il cesse, l'abdomen fait souvent entendre une sorte de murmure.

Ces symptômes dénotent sans doute une affection particulière de l'estomac et des intestins. Ils prouvent selon mon opinion que cette affection est primitive, et que les autres symptômes variés de l'hystérie en dépendent. Il m'a donc semblé raisonnable de prendre essentiellement en considération l'état de ces organes, et de commencer le traitement par les purgatifs, afin de remédier à la constipation, qui domine le plus ordinairement dans l'hystérie. J'ai rarement observé les vomissemens et la diarrhée dans des cas d'hystérie simple, mais ces symptômes ne m'empêcheraient pas de donner les purgatifs, qui

comme on le sait, les dissipent dans d'autres maladies. J'étais d'autant plus disposé à suivre cette pratique, que, d'après mon expérience, elle est en général utile et sure dans d'autres affections qui sont
communément regardées comme nerveuses.

En traitant l'hystérie je n'ai point été trompé dans
mon attente, et j'ai obtenu les succès les plus satis-
faisans. Cependant, mon expérience à cet égard n'est
pas assez complète pour que je puisse dire jusqu'à
quel point les purgatifs peuvent remplacer tous les
autres médicamens dans ce cas. Je fais donc quelqu'usage des médicamens fétides et toniques ; mais
ils ne sont à mes yeux que de simples auxiliaires,
et l'on peut quelquefois ne les employer en aucune
manière, comme cela m'est arrivé dans le traitement
d'Isabelle Black, et de Sarah Macmillan, dont les
observations se trouvent dans la section VI de l'appendice. Dans des cas particuliers où il y a beaucoup
d'anxiété, l'on peut donner une quantité médiocre
de vin, jusqu'à ce qu'on ait obtenu du soulagement
par les purgatifs.

Je puis ajouter comme un avis, que dans l'hystérie comme dans la chlorose et dans l'hématémèse,
il est souvent nécessaire de donner de forts purgatifs,
à haute dose même, pour déterminer des évacuations
peu considérables, et qu'on doit en continuer l'emploi jusqu'à ce que les fèces soient naturelles, ou que
la maladie cesse.

Les premiers purgatifs que nous prescrivons paraissent quelquefois agraver les symptômes, mais

cela ne doit pas faire abandonner cette pratique. Le surcroît d'irritation que ces médicamens peuvent occasioner d'abord, se calme promptement; en les donnant avec persévérance on enlève l'irritation qui avait causé la maladie, et celle-ci se dissipe à mesure qu'on expulse les matières qui s'étant accumulées dans les intestins, les surchargeaient.

On voit des exemples d'hystérie simulée, quand un caractère perfide, ou le désir soit d'exciter la compassion, soit de solliciter la charité, porte certaines personnes à imiter si exactement les paroxysmes de cette maladie, que des observateurs ordinaires s'y trompent. Il est certain que tous les remèdes échoueront dans ce cas. Le praticien qui veut employer ici les purgatifs, doit donc s'assurer auparavant de la réalité de la maladie; autrement, les revers qu'il essuierait nécessairement feraient juger défavorablement une pratique que je me suis efforcé de propager, parce que j'en avais observé les heureux effets.

Je donne à la section vi de l'appendice des observations d'hystéries que j'ai traitées par les purgatifs. Le lecteur y trouvera l'exposé de ma pratique, et la manière dont je la dirige dans un grand nombre de cas. Je joins à ces observations une lettre de James Law, écuyer, d'Elvingston, chirurgien à Edinburgh. Il y donne sur une maladie analogue, des détails qui expliquent ma pratique, et en confirment l'utilité.

CHAPITRE X.

Observations sur les avantages et l'emploi des purgatifs dans la chorée, ou danse de Saint-Gui.

LES auteurs sytématiques ont attaché peu d'importance à la chorée, et les praticiens l'ont observée d'un œil indifférent. Cela est très-surprenant, quand on considère les symptômes effrayans et l'opiniâtreté de cette maladie, l'état déplorable dans lequel tombent souvent ceux qui en sont atteints, et le danger qui l'accompagne quelquefois. Sydenham la décrivit il y a cent-vingt ans, et les auteurs peu nombreux qui ont traité ce sujet dans la suite, ont copié sa description, en y changeant, ou en y ajoutant peu de chose. Cet auteur dans sa *Schedula Monitoria de novæ febris ingressu*, donne en ces termes l'histoire de la chorée :

Chorea Sancti Viti convulsionis est species, quæ ut plurimum pueros puellasve a decimo ætatis anno, ad pubertatem usque invadit ; primo se prodit claudicatione quadam vel potius instabilitate alterutrius cruris, quod æger post se trahit fatuorum more ; postea in manu ejusdem lateris cernitur, quam, hoc morbo affectus, vel pectori, vel alii alicui parti adplicitam, nullo pacto potest continere in eodem situ vel horæ momento, sed in

*alium situm , aliumque locum convulsione quadam dis-
torquebitur, quicquid æger contra nitatur. Si vas aliquod
potu repletum in manus porrigatur, antequam illud ad
os possit adducere , mille gesticulationes , circulatorum
instar, exhibebit ; quum enim poculum recta linea ori
admovere nequeat, deducta a spasmo manu , huc illuc
aliquandiu versat, donec tandem forte fortuna illud
labris propius apponens , liquorem derepente in os in-
jicit, atque avide haurit, tanquam misellus id tantum
ageret, ut dedita opera , spectantibus risum moveret.*

Cette histoire est exacte en partie ; elle offre une
peinture fidèle des contorsions variées qu'on voit
faire aux malades ; mais il n'y est nullement question
des lésions que certaines fonctions présentent, et qui
appartiennent essentiellement à la maladie. D'ailleurs,
Sydenham décrit les symptômes de l'état avancé de
cette affection , mais il n'en voit pas, ou il en néglige
le commencement et les progrès.

Les jeunes individus des deux sexes y sont également exposés , surtout ceux qui sont d'une constitution faible, ou qui ont été débilités soit par une vie
sédentaire , soit par une nourriture insuffisante ou
de mauvaise qualité. Elle se manifeste le plus ordinairement depuis l'âge de huit ans jusqu'à celui de
quatorze. Je l'ai vue chez deux jeunes femmes de
seize à dix-huit ans.

La marche de la chorée est lente au début de cette
affection. L'appétit varie , et souvent il est très-grand ;
le malade perd son enjouement et sa vivacité ; le
ventre est tantôt dur et gonflé , tantôt souple et mou ;

il y a ordinairement une constipation qui devient de plus en plus opiniâtre, à mesure que la maladie fait des progrès ; il survient dans diverses parties, sur-tout à la face, des contractions musculaires irrégu-lières et involontaires, qui sont attribuées à l'irritation, et précèdent des mouvemens convulsifs plus étendus, qui attirent enfin l'attention de la famille du malade. Ces mouvemens convulsifs varient; ils sont exécutés successivement et dans des circonstances différentes, par les muscles des extrémités et de la face, et par ceux qui meuvent la mâchoire inférieure, la tête et le tronc. Dans cet état, le malade semble sauter ou tressaillir quand il marche, et quelquefois il lui est aussi impossible de le faire, que s'il était paralysé. Quand les couvulsions ont lieu dans les bras, ils ne peuvent exécuter les mouvemens habituels. Ces con-tractions spasmodiques ont plus ou moins de violence, et ne sont interrompues que par le sommeil, dans lequel elles cessent presque toujours complétement; bien que différentes parties les offrent quelquefois successivement, les muscles qui en ont été saisis au commencement de la maladie, conservent en général le même état pendant toute la durée de celle-ci. L'arti-culation des sons est quelquefois difficile, et d'autres fois elle est entièrement suspendue; dans certains cas, la déglutition est gênée; l'œil perd son éclat et son ex-pression, ce qui, joint à la pâleur du malade, à l'abat-tement et à la stupidité qui se peignent sur son visage, lui donne la physionomie d'un idiot. Il y a tout lieu de croire qu'au bout d'un certain temps, cette maladie

amène une sorte d'idiotisme qui entrave l'exercice
des facultés intellectuelles. La chorée n'est pas nécessairement accompagnée d'une fièvre analogue à celle
qu'on observe dans le marasme ; cependant lorsque
la maladie est parvenue à son plus haut degré, les
muscles deviennent flasques, et s'atrophient par suite
de l'irritation constante qu'ils éprouvent, de la diminution de l'appétit, et de digestions imparfaites ; symptômes ordinairement propres à la chorée lorsqu'elle
se prolonge, et qui, je n'en doute pas, ont quelquefois été les avant-coureurs de la mort.

D'après cette théorie, la chorée peut être divisée
en deux périodes, selon qu'elle est commençante, ou
confirmée. La première période s'étend du premier
dérangement de santé, à l'apparition complète des
mouvemens involontaires ; avec ces derniers commence la seconde, qui dure jusqu'à la fin de la maladie.

Sydenham, après avoir tracé l'histoire de cette
maladie dans sa *Schedula Monitoria*, en donne la théorie et le traitement.

*Quum affectus iste (chorea scilicet), ab humore aliquo
in nervos irruente, quorum irritatione istiusmodi motus præ-
ternaturales producuntur, pendere mihi videretur, indica-
tiones curativas primum ad humores illos tam venæsectione
quam purgatione minuendos, dein ad corroborandum
genus nervosum omnino dirigendas, censebam. Quem in
finem hac utor methodo : Sanguinem ex ægri brachio ad
uncias septem, plus vel minus, pro ratione ætatis, educi
jubeo. Die sequente, vel dimidiam partem, vel quiddam
amplius (pro ratione vel ætatis, vel etiam majoris mino-*

*risve corporis ad subeundam catharsin aptitudine), po-
tionis purgantis communis exhibeo (Pag. 496).*

*Recipe — Tamarind, unciam dimidiam; fol. senn.
drachmas duas; rhabarb. drachmam unam et dimidiam;
coq. suf. quant. aq. ad uncias tres, in colat. dissolv. mann.
et syr. rosar. solutiv. utriusque unciam. (Pag. 490.)*

Et vespere, haustulum paregoricum propino. (P. 496.)

*Potionem istam catharticam ad tres vices alternis diebus
repetendam præscribo, et haustum paregoricum iisdem noc-
tibus. Postea, rursus sanguinem extrahi curo, dein, ut ad
catharsin, uti prius, æger revertatur. Atque ita alternatim
sanguinem mitto, et subduco alvum donec ægro vena ter
quaterve fuerit incisa, et post singulas venæsectiones toties
fuerit purgatus, quoties vires ferre posse viderentur, eo
tamen temporis spatio inter alternas evacuationes diligen-
ter observato, ut nihil inde periculi ægro immineat. Diebus
a purgatione vacuis, sequentia præscribo. (P. 496.)*

Hæc sunt medicamenta stimulantia, uti dicun-
tur, corroborantia et alterantia, quæ hic recensere
inutile est.

*Quanto magis convalescit æger, tanto minus pedem
ducit, tanto pariter et diutius et constantius manum in
eodem situ continet, et scyphum ori magis directa via
admovet : quæ certissima sunt indicia quantum profecerit
in sanitate redintegranda. Ad quam quidem consumma-
tius perficiendam, licet author non sim ut plus ter quaterve ut plurimum sanguinem emittat æger, attamen
remedia cathartica et alterantia eo usque in usum sunt
revocanda donec rectissime tandem valeat. (Pag. 497.)*

Sydenham rapporte les résultats de ce traitement : *Quo morbo (chorea scilicet) haud pauciores quinque laborantes et vidi , et sanavi ipsemet.* (Pag. 495.)

Cet auteur garde le silence sur le temps que demande la curation de la chorée. Toutefois, cómme il laissait entre les trois ou quatre saignées des intervalles pendant lesquels il donnait des purgatifs et des calmans, et qu'il ordonnait de continuer l'usage des cathartiques et des altérans après la dernière saignée, jusqu'à ce que le rétablissement fût complet, il est probable qu'il s'est écoulé sinon plusieurs mois, du moins plusieurs semaines, avant que la guérison fût obtenue.

La nouvelle théorie diffère de celle de Sydenham ; mais bien que cette dernière ne soit pas très-intelligible, elle est peut-être aussi bonne que celle qui la remplace, et l'on n'a fait aucune attention à la seule partie qui pût être utile dans sa pratique. Les médecins modernes, au lieu d'éclairer sa théorie, et de perfectionner sa méthode de traitement, me paraissent avoir rétrogradé sous ces deux rapports.

Il est difficile de dire pendant combien de temps l'autorité de Sydenham et la confiance que ses opinions inspiraient, ont soutenu la vogue de cette pratique. Toutefois, on préfère certainement depuis long-temps une doctrine et une pratique différentes. Ce changement est probablement dû à la crainte que cet auteur a témoignée de voir les purgatifs et la saignée nuire à ses malades, et à la faiblesse à la fois physique et morale qui caractérise la maladie. Quoi qu'il en soit, les médecins sont maintenant disposés à faire dépendre d'une certaine atonie la chorée et les mouvemens convulsifs qui l'accompagnent. En conséquence, ils n'admettent pas l'*humor aliquis in nervos irruens;* plus timorés encore que Sydenham, ils rejettent la saignée et les purgatifs, et se servent exclusivement des stimulans et des toniques. Ainsi l'opium, le camphre, l'éther sulfurique, la valériane, le quinquina, les amers, le zinc, le fer, l'ammoniaretum cupri, les bains froids et l'électricité, sont les moyens dont ils font le plus d'usage. La plupart de ces moyens sont quelquefois cités dans les journaux de Médecine, sans autres témoignages favorables que ceux de faits isolés. Dehaën vante l'électricité ; il rapporte dans son *Ratio medendi* plusieurs cas où elle paraît avoir eu des avantages. L'électricité médicale a néanmoins beaucoup perdu de son ancienne célébrité.

Malgré l'emploi de ces remèdes, on a vu dans la chorée une maladie très-opiniâtre, car des praticiens expérimentés ont dit qu'elle avait duré plusieurs mois, et même quelques années, et qu'elle pouvait ne cesser que vers l'âge de puberté. Cet aveu n'est pas un grand éloge de la pratique moderne, ou de la doctrine qui en est la base. Il est affligeant de penser que des mois et des années dont la partie la plus précieuse de l'existence est formée, seront absorbés par une maladie qui, d'une part, mettra des obstacles insurmontables au développement de l'esprit et à la culture des sciences ou des arts, et de l'autre, exposera les jeunes malades à rester dans un état plus ou moins voisin de l'idiotisme, ou à faire toujours des mouvemens irréguliers, qui rendront leur extérieur grotesque. A ces résultats de la chorée prolongée, j'ajouterai le danger qui l'accompagne, et je ne doute pas qu'elle n'ait été funeste dans quelques cas [1].

Il est probable que peu de médecins ont eu autant d'occasions que moi de voir cette maladie, puisque je l'ai observée plus de quarante fois. Je ne puis dire que je l'aie constamment domptée, car j'en ai traité plusieurs individus par les toniques et les stimulans. Ces moyens ont été inutiles entre mes mains, comme dans celles des autres. Je crains même d'avoir quelquefois augmenté le mal en prescrivant sans distinction le bain froid, qui n'est pas toujours convenable, à raison de l'état d'épuisement et d'irritabilité qui existe dans la chorée. J'abandonnai alors une pratique dans laquelle je n'avais plus de confiance, et je considérai la maladie d'une autre manière qu'on ne le faisait communément. Je pensai que la faiblesse et les mouvemens spasmodiques auxquels on attachait

---

[1] Cette opinion me paraît admissible, d'après le fait que je vais citer.

J'ai vu, dans un des hôpitaux de la capitale, une jeune fille de quinze ans, fortement constituée, succomber en peu de jours à cette maladie, malgré l'emploi des toniques et des antispasmodiques les plus vantés. Les mouvemens convulsifs étaient violens, continuels, et si multipliés, que les membres et le tronc les présentaient souvent en même temps. La malade était sans fièvre : elle conserva jusqu'au dernier moment sa connaissance, et l'on ne remarquait aucun désordre dans ses idées.   (*Note du traducteur.*)

tant d'importance, pouvaient ne pas en être les principaux symptômes, mais dépendre d'altérations antérieures et progressives de la santé, comme l'indiquaient l'irrégularité de l'appétit, et la constipation.

Reconnaissant ainsi dans quelles erreurs j'étais tombé relativement à la nature de la maladie, et par conséquent au traitement, je résolus d'avoir recours à d'autres moyens, afin de pouvoir remplir les indications que des vues nouvelles, et à mes yeux saines, m'avaient fait connaître. Si mes conjectures étaient raisonnables, mon premier devoir, mon principal objet devaient être de remédier à la constipation. Pour atteindre ce but, je commençai par observer les effets des purgatifs donnés régulièrement, et à des doses moyennes. J'avoue que je fis cet essai avec toute la méfiance qu'inspire naturellement une pratique différente de celle qui est établie depuis longtemps. Mais l'expérience m'avait prouvé que les purgatifs n'avaient aucun inconvénient dans le typhus. Je ne pouvais donc croire qu'il y en eût beaucoup à les donner dans la chorée, même aux malades les plus faibles. Le succès justifia mon opinion, et me fit adopter sans restriction cette pratique. Les purgatifs que j'employai dans mes premiers traitemens étaient les plus doux, et ne produisaient pas assez d'effet. Je fus obligé d'en donner de plus forts, pour expulser des matières endurcies et fétides. J'observai que celles-ci variaient en quantité, selon les individus et les périodes de la maladie; mais je ne pouvais rien déterminer d'avance à cet égard. On est tenté de croire que l'accumulation de ces matières doit être proportionnée au volume du ventre, et cependant, je n'ai pas vu qu'il en fût ainsi dans ce cas. C'est peut-être lorsque l'ancienneté de la maladie a réduit le malade à un état de dépérissement, qu'elles sont le plus abondantes. Je pense que cette conjecture est justifiée par mes observations, et surtout par celle de David Anderson, qui est rapportée à la sect. VII de l'appendice. Ce jeune homme avait beaucoup perdu de son embonpoint et de ses forces, et le ventre était souple. Cependant, depuis le 15 décembre, jour où il parut commencer à se rétablir, jusqu'au 25 du même mois, il eut des évacuations si copieuses, que je n'avais jamais rien vu de semblable auparavant. Le poids des matières qu'il rendit dans cet espace de temps, me sembla presque égal à celui du corps de ce malade exténué.

J'ai déjà dit que cette maladie pouvait être partagée en deux périodes. Dans la première, c'est-à-dire quand les intestins sont encore excitables, et que la quantité de matières excrémentitielles n'est pas considérable, des purgatifs doux, donnés à des distances convenables, rétabliront la santé, ou plutôt arrêteront les progrès de la maladie. La seconde période exige plus d'attention. De forts purgatifs doivent alors être prescrits, de telle manière, qu'une dose vienne soutenir l'effet de celle qui l'a précédée. On en continuera l'emploi jusqu'à ce que les matières aient été déplacées et portées au dehors, et que le rétablissement s'annonce. Quand on traite ainsi la chorée, on doit le faire avec constance et fermeté. La confiance dans cette méthode est nécessaire pour convaincre les parens du malade du succès qu'elle doit avoir. Autrement, l'on trouverait dans leurs préjugés des obstacles insurmontables. Pour des cas de cette espèce, les demi-moyens seraient inutiles, et si l'on ne persévérait pas à débarrasser le canal alimentaire, la maladie se prolongerait, ferait courir des dangers au malade, et cela compromettrait une pratique dont on a lieu d'attendre les plus heureux effets.

Ici, comme après toutes les maladies qui ont beaucoup débilité, la santé s'améliore avec lenteur dans les premiers temps. Un appétit soutenu, des yeux plus expressifs, un teint plus animé, le retour de la gaîté, de l'aptitude aux exercices, de l'articulation des sons, de la déglutition naturelle, de l'embonpoint et des forces, se manifestent successivement, et se confirmant de plus en plus, ils ne tardent pas à être suivis d'un rétablissement complet.

Après avoir obtenu ces changemens salutaires, il est nécessaire d'observer, pendant un certain temps, l'état des intestins. Il faudra les stimuler quelquefois encore au moyen des purgatifs, afin de leur donner du ton, et de régulariser les évacuations, car on ne prévient une nouvelle accumulation des fèces, et par conséquent une rechute, qu'en prenant cette précaution. L'on peut donner en même temps les remèdes qui passent pour avoir une propriété tonique ou stimulante, comme les amers ou les préparations ferrugineuses. Je n'ai pas reconnu la nécessité d'avoir recours à ces médicamens. En général, des alimens légers et nourrissans, et l'exercice, rendent promptement aux malades leurs forces. Mais beaucoup de praticiens font grand cas des toniques, et leur routine en exige l'emploi.

Ce traitement dissipe rapidement la chorée, c'est-à-dire le plus souvent, quand on a donné les purgatifs pendant dix à quinze jours. J'en ai traité dernièrement deux malades, Anne Ross et Elisabeth Webster, chez lesquelles elle a été opiniâtre. Il s'est passé quatre à cinq semaines avant que je pusse les regarder comme convalescentes. On lit ces deux observations à la sect. vii de l'append. Il y a quelque temps que j'ai donné les soins les plus assidus pendant cinq mois à un jeune garçon d'environ douze ans. La quantité de purgatifs qui a été prise, et l'abondance des évacuations qu'ils ont produites dans cet espace de temps, m'auraient paru incroyables, si je n'avais pas donné les uns, et que je n'eusse pas vu les autres. Je suis parvenu à guérir complétement cette longue maladie, à force de persévérance.

La structure du bassin chez la femme, et la durée antérieure de la chorée, peuvent expliquer jusqu'à un certain point, pourquoi elle est plus ou moins difficile à guérir. Quand elle est ancienne, ou qu'elle survient chez les filles, les matières fécales doivent être accumulées en plus grande masse que lorsqu'elle est récente, ou qu'elle a lieu chez des jeunes gens. Il faudra donc plus de temps et des purgatifs plus actifs pour expulser ces matières, dans le premier cas que dans le second. La maladie d'Elisabeth Webster, dont je donne les détails à la sect. vii de l'append., vient à l'appui de cette observation. Cette fille, après avoir été long-temps malade, sortit de l'Infirmerie royale le 11 juin 1805. Sa négligence rappela les accidens, et je recommençai à la soigner le 3 février 1806, section vii de l'append. Mais l'époque de cette rechute étant récente, la guérison fut complète au bout de dix jours, cette fois. Bien que cette règle s'applique à la plupart des cas de chorée, elle ne les embrasse pas tous. Nelly Parker, sect. vii de l'append., avait cette maladie depuis deux ans, et cependant les purgatifs la rétablirent presque entièrement dans un espace de temps qui n'excéda guère deux mois. En conséquence, on doit avoir égard à d'autres circonstances indépendamment de celles dont nous avons fait mention, quand on veut établir le pronostic de la chorée; mais je n'ai pas appris à les connaître.

Les praticiens verront combien il est essentiel d'examiner les évacuations, tandis qu'on donne les purgatifs dans cette maladie. L'importance de ce soin leur paraît ordinairement nulle; il suit de là que les garde-malades sont ignorantes à cet égard, et qu'elles ne peuvent fournir les renseignemens nécessaires pour déterminer l'effet des médicamens, la force des doses, ou les intervalles qu'on doit laisser entre elles.

J'ai dit qu'il y avait deux périodes dans cette affection, et cela devrait engager les personnes qui sont placées auprès des enfans, à veiller avec la plus grande

attention sur l'état de leurs intestins ; car les purgatifs donnés à propos sont les meilleurs moyens de
prévenir la chorée, maladie si redoutable, qui, dans
certains cas, a été fort opiniâtre, et dans d'autres,
funeste, comme je n'en doute pas.

J'ai donné, dans la sect. v de l'append., des observations qui pourront faire juger ma pratique et la manière dont je la dirige

Je pense que l'usage des purgatifs dans la chorée
est autorisé par la pratique de Sydenham, ainsi que
par celles de De Haen et du docteur Stoll, de Vienne.

Il est probable que les purgatifs ont été les seuls
médicamens que Sydenham a employés utilement
dans ce cas, et l'on peut croire que s'il réussissait
lentement, c'était parce qu'il en interrompait l'emploi pour faire tirer du sang, et donner des médicamens altérans et calmans.

De Haen cite en ces termes un exemple de cette
maladie, dans le chapitre VIII du premier volume de
son *Ratio Medendi : Novem annorum puellam, cui post
variolas morbillosque, primo tussis frequens, deinde sputum purulentum aderat, sputum demum plane cessabat,
chorea Sancti Viti prehendit, sinistro potissimum brachio
pedeque, ac diversimoda faciei convulsio. Bimestri spatio, adhibita vi electrica, pustulæ copiosæ, eæque tur-
piter crustosæ, brachium et crus cingunt, interpolatis
purgantibus perfecta salus redivit.*

Maximilien Stoll, qu'on suppose avoir été succes-
seur de De Haen, cite, dans un traité de clinique

peu connu en Angleterre, deux cas de chorée où son traitement fut heureux. Je transcris ces observations telles qu'elles ont été traduites par le docteur Kellie, et d'après un article inséré dans le second volume du Journal de médecine et de chirurgie d'Edinburgh, page 423 :

« Un jeune homme de seize ans éprouva, le 23 mai 1779, du malaise et des étourdissemens, se sentant assez bien d'ailleurs. Les jours suivans, l'affection de la tête devint plus intense; il s'y joignit de la chaleur et un sentiment de pesanteur à l'épigastre, la tension des hypocondres, des éructations aigres, des nausées, des vomituritions, de légers mouvemens fébriles, une sorte de douleur rhumatismale et de picotement dans le bras gauche; puis, aussitôt après, des tressaillemens et des convulsions momentanées de ce membre. Les nuits étaient orageuses.

« 26 Mai. Les mouvemens du bras gauche sont de plus en plus irréguliers et involontaires. Les autres symptômes n'ont pas varié.

« 27. Le malade devient irascible. La jambe gauche exécute aussi des mouvemens irréguliers. Les autres symptômes empirent.

« 28. La langue s'est couverte de pustules. La bouche est un peu tirée du côté gauche.

« 30. Quelques pustules se sont aussi montrées à la face, tous les symptômes se sont agravés. Le malade fut saigné ce jour même et les suivans, mais sans aucun soulagement. Les nuits étaient très-agitées.

« Il fut admis à l'hôpital dans cet état, le 1er juin.

La langue était blanchâtre. Il y avait eu depuis le commencement de la maladie, et il y avait encore constipation. On lui donna quelques laxatifs salins, puis un vomitif qui lui fit rejeter des matières amères. La fièvre et la pesanteur à l'épigastre cessèrent, et le spasme des membres diminua. L'on prescrivit ensuite des purgatifs, et le 7 juin, il ne se plaignait plus que de la douleur de l'épaule et du bras gauche. Un vésicatoire fut appliqué entre les épaules, et l'on donna une potion sudorifique. Mais le lendemain, il commença, sans cause apparente, à pleurer et à extravaguer, et tous les autres muscles semblèrent tomber dans un état convulsif. La maladie fit des progrès pendant qu'on employait les gommes-résines fétides, et s'aggrava plus encore quand on eut donné le camphre. La bouche était alors enduite de mucosités épaisses, et les dents étaient sales.

« Des laxatifs salins diminuèrent enfin la violence des symptômes, mais la maladie n'était pas guérie.

« On essaya l'extrait de belladone ; mais comme il occasionait des vertiges, du mal de tête, et du délire, on y renonça, et l'on crut devoir débarrasser les intestins au moyen de la rhubarbe, des sels neutres, et de l'oximel scillitique. Le malade rendit des matières glaireuses et un lombric, et dit qu'il en avait rendu d'autres auparavant. Il fut encore purgé modérément ; mais chaque jour sa langue se nettoya, ses membres se fortifièrent, et les autres symptômes cessèrent si promptement, qu'il sortit de l'hôpital vers la fin du mois.

« J'ai traité de la même manière une fille qui avait eu cette maladie à la suite de rhumatismes qu'elle avait négligés. Je la rétablis avec des laxatifs tels que la rhubarbe, l'*arcanum duplicatum* (sulfate de potasse) et l'oximel scillitique. Les stimulans, la belladone, les fleurs de zinc, et l'électricité, m'ont paru nuisibles dans l'espèce de chorée qui est occasionée par la pituite et par des vers intestinaux. » (M. Stoll, *Ratio Medendi*, *pars* 3ª page 219, observat. vii, viii, édit. Paris, 1787.)

Le docteur Kelly termine par les remarques suivantes :

« Il est impossible de citer des exemples plus décisifs, et plus propres à mettre en évidence la pathologie et le traitement que le docteur Hamilton a proposés pour la chorée. On y voit d'abord les symptômes précurseurs, c'est-à-dire, l'embarras des intestins, la chaleur et la pesanteur à l'épigastre, les éructations acides, les nausées; les vomissemens, et la constipation ; ensuite, l'inutilité des antispasmodiques et des stimulans; puis, le soulagement que les laxatifs produisent, les mauvais effets des narcotiques, et enfin la prompte terminaison de la maladie quand on donne les évacuans avec prudence, mais chaque jour. »

CHAPITRE XI.

Des avantages et de l'emploi des purgatifs dans le tétanos.

Le mot *tétanos* pris littéralement signifie tension, rigidité, en médecine ; il indique un spasme qui a lieu dans les muscles, et ordinairement dans ceux qui servent aux mouvemens volontaires. Beaucoup d'autres l'ont décrit, depuis Hippocrate jusqu'à nos jours. Mais malgré les observations dont cette maladie singulière a été l'objet, on n'a pas encore découvert un moyen qui pût dans tous les cas la rendre moins pénible, et en prévenir le danger. On lui donne les noms de *trismus*, *d'emprosthotonos*, *et d'opisthotonos*, selon que l'état fortement spasmodique de certains muscles fait prendre une certaine direction ou une certaine courbure aux différentes parties du corps. Souvent les approches du tétanos sont insensibles, et les premiers symptômes se manifestent plus ou moins long-temps après que les causes de la maladie ont exercé leur influence. Au commencement de l'attaque, le malade se plaint ordinairement d'une sensation désagréable et d'une certaine tension à l'épigastre puis, il éprouve à la nuque et aux épaules, une roideur qui rend les mouvemens de la tête difficiles et douloureux. Les mâchoires

8.

sont fortement rapprochées, il survient un tiraille-
ment subit et pénible vers le cartilage xyphoïde,
qui se dirige en dedans. Les autres symptômes s'a-
gravent, et la tête est portée en arrière. Dans cet
état, le malade ne prend pas de nourriture, parce
que la déglutition est difficile, et qu'elle provoque
le retour des spasmes. Les extrémités sont tellement
faibles que la station est impossible. Le pouls est
lent et très dur, et il y a constipation. Le tiraille-
ment spasmodique sous le cartilage xyphoïde, ou,
comme il est probable, la douleur du diaphragme,
symptôme qu'on regarde comme pathognomonique
du tétanos, acquiert alors plus de violence, et se
renouvelle toutes les dix ou quinze minutes. Dès
qu'elle cesse, la tête se porte encore plus en arrière,
la roideur et la douleur du cou augmentent, et ga-
gnent la colonne vertébrale et les extrémités inférieures, qui s'étendent à l'instant. Il y a une telle
contraction des muscles des mâchoires, qu'on ne peut
les écarter assez pour placer entre elles le bout du
petit doigt; et si l'on fait cette tentative, on rappelle le spasme général. Les muscles qui se contractent avec le plus de force, sont ceux qui agissent
dans la déglutition, les pectoraux, et les deltoïdes.
Les épaules se portent en avant, les bras s'éloignent
du corps ou s'en rapprochent en se croisant, mais
il n'y a pas de spasme aux poignets ni dans les mains.
Les joues sont souvent tirées vers les oreilles; et les
dents sont alors à découvert, comme dans le spasme
cynique. Ce paroxysme dure quelques minutes, et

laisse comparativement le malade dans un état de relâchement et de calme. Pendant quelques instans, la respiration est aussi fréquente qu'elle le serait après l'exercice le plus violent. Dans les intervalles des spasmes, la face est tantôt pâle, tantôt vivement colorée, ce qui est le plus ordinaire. Elle exprime l'abattement et le désespoir. Les boissons parviennent difficilement à l'estomac, le malade rappelle souvent le spasme en faisant effort pour avaler, et le liquide revient alors par les narines, avec une certaine force. Le sang qu'on tire à cette époque semble dissous; la fréquence, la plénitude, et la dureté du pouls varient; la langue est nette; l'urine est très-colorée, la constipation persévère, et l'on a de la peine à déterminer des évacuations alvines.

La violence de cette affection réduit alors le malade à l'état le plus fâcheux et le plus déplorable. Il est pour ainsi dire dans une torture continuelle, parce qu'il s'écoule à peine une minute entre les attaques de spasmes, et qu'elles deviennent de plus en plus terribles et longues. Un plus grand nombre de muscles se contractent; et comme leurs contractions sont souvent plus énergiques d'un côté du corps que de l'autre, il en résulte des attitudes variées, et très-pénibles. Le ventre est dur, tendu, ou même rétracté. Les muscles abdominaux ne cèdent pas à la pression, et semblent ne pas permettre l'abaissement du diaphragme dans l'inspiration. Le corps exécute souvent des mouvement rapides en sens divers, ce qui ferait courir des dangers au

malade, s'il n'était surveillé. *Genituræ jactura ino-
pinata sæpe sequitur tentiginem invitam.* La langue
est souvent lancée en avant, et déchirée par les
dents. La face est très-grippée ; il y a des sueurs
abondantes ; le pouls devient fréquent et irrégulier ; la respiration varie ; elle est tantôt fréquente
et difficile, tantôt naturelle ; l'articulation des sons
est confuse, la voix est rauque et très-désagréable
à l'oreille. Il y a de fortes palpitations de cœur,
et l'épigastre fait sentir à la main qu'on y applique
des mouvemens semblables. Les yeux sont humi-
des et languissans, et les mâchoires sont si resserrées qu'on ne peut rien introduire dans la bouche.
Au milieu de ces souffrances progressives, le sommeil est nul, ou il est si fréquemment interrompu,
qu'il ne procure aucun soulagement. Il survient du
délire et une extrême anxiété. Un spasme excessif
et continuel termine souvent la vie ; mais on la
voit plus ordinairement cesser dans des convulsions générales. Presque toujours, le calme et la
raison se rétablissent peu d'instans avant la mort.

La terminaison funeste de cette maladie a généralement lieu vers le quatrième ou le cinquième
jour. Dans quelques cas rares où elle se prolonge
un peu plus, le malade est assez heureux pour y
résister ; il guérit lentement, à force de soins et
d'attention, et quelques mois lui sont nécessaires
pour recouvrer une partie de ses forces.

On observe le tétanos dans tous les pays ; mais
il est plus commun dans les climats chauds que

dans ceux qui sont tempérés, et dans les saisons chaudes que dans les autres. Les individus des deux sexes y sont exposés à tout âge, mais on dit qu'il est plus commun dans l'âge adulte que dans la vieillesse et la jeunesse, chez les hommes que chez les femmes, et chez les sujets robustes que chez les faibles.

Ces détails sur le tétanos sont extraits des histoires qui en ont été données par le docteur Millary dans ses observations sur les maladies épidémiques de l'île des Barbades, Londres, 1766, et de celles que le docteur Lionel Chalmers a publiées dans un mémoire qui est imprimé dans le premier volume des *Observations et des Recherches des médecins de Londres*.

Les auteurs citent un grand nombre de causes occasionelles du tétanos : comme les passions, la suppression des menstrues, les évacuations trop abondantes, et surtout celles qui appartiennent au *cholera-morbus*; la rétrocession de la goutte ou d'exanthèmes, les fièvres putrides et les vers. Lorsque dans l'hystérie, l'hypocondrie et la chorée, le spasme est excessif, ces maladies se rapprochent quelquefois du tétanos le moins intense, mais elles conservent en même temps leurs caractères propres. L'observation de David Anderson, de la section VII de l'appendice, et celle d'Amross, même section, prouvent que dans la chorée, il y a eu des symptômes de tétanos. Cette dernière maladie lorsqu'elle est occanée par les causes rapportées ci-dessus, doit être considérée comme symptômatique, et traitée par des moyens appropriés aux indications que présente chaque cas particulier. On dit que le tétanos idiopathique est produit par les vicissitudes de l'atmosphère, quand elle passe du chaud au froid, du sec à l'humide, le corps étant en même-temps fort échauffé, soit par l'exercice, soit par la chaleur du climat ou de la saison. On sait que les lésions graves ou légères des parties molles sont encore des causes de cette maladie, qui quelquefois survient peu de temps après l'accident; mais plus souvent lorsqu'un certain temps s'est écoulé depuis. Chez les enfans, le tétanos est causé par la rétention du méconium, ou par des alimens donnés de trop bonne heure. On le connaît alors sous le nom de *trismus nascentium*.

J'ai fait observer que les médecins, n'ayant point égard à l'histoire générale de quelques-unes des maladies dont il a été question, ont attaché trop d'importance à un seul symptôme, et s'étaient ainsi trompés à la fois dans la théorie et dans la pratique. Selon mon opinion, le tétanos offre un autre exemple des inconvéniens qui résultent de l'examen partiel et peut-être erroné d'une maladie.

Depuis le temps d'Hippocrate jusqu'à nos jours, le spasme, qui est le principal symptôme dans le tétanos, a été pour tous les praticiens un sujet de réflexions; ils semblent avoir cru que résoudre le spasme, et guérir la maladie, c'était une seule et même chose; en conséquence, l'opium, le musc, les bains chauds et froids et le mercure, en un mot, les antispasmodiques les plus puissans, ont été employés de préférence. Les louanges que les plus anciens auteurs leur avaient données ont été répétées par les médecins des temps postérieurs. Mais en quoi ces médicamens sont-ils dignes d'éloges ? Ont-ils diminué le danger du tétanos ? Les fastes de la médecine portent les affligeans témoignages de la négative.

Il est inutile d'entrer dans de grands détails sur l'emploi spécieux des antispasmodiques dans cette maladie ; cela me fournirait seulement l'occasion de prouver que quelques-uns de ces médicamens peuvent avoir de mauvais effets. Le docteur Hillary a vu le bain chaud faire périr subitement le malade dans ce cas ; l'opium que beaucoup d'auteurs conseillent de donner à des doses élevées et rapprochées, me paraît devoir être également nuisible.

Quelque fondées que ces observations puissent être, je me serais reproché d'avoir rien fait pour ôter au traitement ordinaire du tétanos le peu de partisans qu'il conserve encore, si je n'avais cru pouvoir adopter, d'après des vues particulières, une pratique plus efficace. Les considérations suivantes viennent à l'appui de ces vues qui, selon mon opinion, doivent inspirer ici beaucoup de confiance dans des purgatifs donnés hardiment.

1°. Il paraît, d'après l'histoire du tétanos, que ses premières atteintes sont souvent graduelles ; il est donc probable que l'attaque est généralement précédée par les signes d'une mauvaise santé, quoique ceux-ci puissent ne pas être toujours aperçus. Cette

histoire nous apprend aussi que le sentiment pénible
de tension à l'épigastre est un des premiers symptômes, qu'il est constant dans le tétanos, et qu'il s'ac-
croît à mesure que les autres spasmes deviennent plus
fréquens et plus intenses. La même histoire prouve
enfin qu'il y a constipation opiniâtre pendant toute
la durée de la maladie.

Ces symptômes, qui sont les mêmes dans tous les
cas, rendent extrêmement probable que les fonctions
de l'estomac et des intestins sont matériellement lé-
sées avant l'attaque, et lorsque le tétanos existe. Ils
indiquent aussi combien les purgatifs doivent être
utiles dans le traitement.

2°. L'influence qu'une atmosphère très-chaude
exerce à la longue sur l'appareil biliaire est reconnue,
et l'on sait que les maladies qui en résultent, comme
la fièvre bilieuse ou jaune, le cholera-morbus, et
la dysenterie, sont accompagnées d'une affection
grave de l'estomac, ce qui est annoncé par la cardialgie, le vomissement et la soif. Il est donc probable que le tétanos, se manifestant aussi lorsqu'on
s'est exposé à la chaleur, sera également accompagné
d'un état particulier de l'appareil biliaire, de l'estomac et des intestins; que cet état deviendra une
cause prédisposante de la maladie, et qu'il exigera
l'emploi des purgatifs.

3°. J'ai prouvé que, dans la chorée et dans l'hystérie, maladies toutes deux convulsives ou spasmodiques, il y avait constipation et dérangement des fonctions du tube alimentaire, et que, dans beaucoup de

cas de ce genre, on obtenait sinon la guérison, au moins du soulagement, en donnant les purgatifs avec une persévérance convenable. J'en conclus que dans le tétanos, maladie spasmodique et accompagnée de constipation, l'on peut sinon guérir, du moins soulager, par l'emploi bien dirigé des mêmes remèdes.

4°. La pratique d'autres médecins me semble déposer en faveur des purgatifs donnés dans le tétanos. On n'a pas entièrement exclu ces médicamens de la pratique, mais on leur a seulement attribué une utilité secondaire, et l'on a fait peu d'attention à leurs effets sur les intestins; car on n'a pas reconnu ni même soupçonné ces effets, dans des cas où les purgatifs paraissent avoir eu des avantages.

Le docteur Wright établit l'usage des bains froids dans le tétanos, il y a quarante ans. Dans le sixième volume des *Observations et des Recherches des médecins de Londres*, il donne les observations de six malades qu'il traita heureusement à la Jamaïque, par des affusions d'eau froide. Les deux premiers eurent une selle naturelle peu de temps après l'affusion, ce qui arrive souvent à la suite d'applications semblables. On fit prendre un purgatif rafraîchissant au troisième avant d'employer l'eau froide; on n'eut recours à celle-ci pour le quatrième qu'après avoir examiné l'état des intestins, et l'on ne prit cette précaution ni chez le cinquième, ni chez le sixième; il est probable que les quatre guérisons présentées comme preuves de l'utilité des bains froids dans le tétanos, étaient dues en grande partie à la liberté du ventre.

Le docteur Thomas Cochrane exerçait la méde-cine dans l'île de Nevis, il y a plus de trente ans. Le troisième volume des *Commentaires médicaux et phi-losophiques d'Edinburgh* contient un mémoire de ce médecin, *sur l'emploi des bains froids dans le tétanos.* Cette narration porte que le sujet de l'observation ouvrait assez librement la bouche, et marchait, en se tenant assez droit, quelques jours après l'affusion froide. Elle porte aussi qu'à la première attaque, on donna l'huile de ricin qui détermina plusieurs selles, et qu'on prescrivit des lavemens et des purgatifs doux fréquemment répétés. Cela me conduit à une consé-quence qui ne s'est point offerte à l'esprit du docteur Cochrane : c'est que le soin qu'il a pris de combattre la constipation pendant toute la durée de la maladie, doit être regardé comme la principale cause de la guérison.

Il y a dans le troisième volume des *Essais et Obser-vations littéraires d'Edinburgh*, un autre mémoire du docteur Monro sur l'utilité du mercure dans les ma-ladies convulsives. Celle dont ce docteur parle, est un tétanos attribué à une blessure. On n'employa ce médicament que trois semaines après l'invasion des spasmes, c'est-à-dire, à une époque où la maladie semblait avoir assez duré pour faire place à la conva-lescence, comme l'indique d'ailleurs l'histoire du tétanos. Les spasmes cessèrent environ trente-six heures après la première application de l'onguent mercuriel, et par conséquent avant qu'il eût pu faire la moindre impression matérielle sur les organes;

mais on avait donné de bonne heure plusieurs purgatifs ; on avait prescrit des lavemens dans le cours de la maladie, et des tisanes laxatives vers la fin. Ces moyens me paraissent d'autant plus avoir amené l'heureuse terminaison de la maladie, que les effets du mercure étaient à peine sensibles.

5°. L'utilité des purgatifs dans le traitement du tétanos, paraît dépendre de la constance et de l'énergie qu'on apporte à leur emploi. Le docteur Hillary, dans l'ouvrage cité (page 242), et le docteur Lionel Chalmers, dans les *Observations et Recherches médicales*, Londres, 1771 (pag. 109), ont prouvé que, dans le *trismus nascentium*, les purgatifs donnés de bonne heure déplacent une matière particulière qui semble s'être amassée en grande quantité dans l'estomac et dans les intestins, et qu'ils arrêtent le développement de la maladie, qui avant l'adoption de cette pratique, avait été trop généralement funeste, comme d'autres cas de tétanos.

6°. Le docteur Dickson de Clifton, médecin de la flotte, dit à la page 454 de ses observations sur le tétanos, imprimées dans le septième volume des *Observations médicales et chirurgicales de Londres :* « La torpeur des intestins qui précède et accompagne la maladie, mérite beaucoup d'attention. M. Abernethy rapporte que, dans quatre cas où il examina l'état des intestins, les évacuations n'étaient pas naturelles, et il se demande, en recherchant la cause d'une telle particularité, quel est l'état de ces parties depuis le moment où le corps éprouve quelque lésion, jusqu'à

celui dans lequel cette horrible maladie se manifeste.
De plus, le témoignage de divers auteurs relativement à cette constipation opiniâtre, et aux matières
nuisibles contenues dans les intestins, et le raisonnement du docteur Hamilton à ce sujet, sont bien
en faveur de cette idée, que si le resserrement des
mâchoires est rare dans les hôpitaux des Indes occi-
dentales depuis un certain temps, cela provient de
ce qu'on y a donné les purgatifs plus hardiment dans
les dernières années, et surtout depuis que son esti-
mable ouvrage a paru. J'ose croire que ces remèdes
ont une grande efficacité sinon pour guérir, au moins
pour prévenir le tétanos, et ces autorités sanction-
nent mon opinion. »

Enfin, je donne d'après ma pratique des exemples
de l'utilité des purgatifs dans des cas qui m'ont paru
être des tétanos commençans; ces exemples qui sont
extraits des registres de l'Infirmerie royale se trouvent à la section VIII de l'appendice. Je donne de plus
dans cette partie une lettre qui contient une observation de cette maladie, et dont John Burns, écuyer,
chirurgien à Glasgow, est l'auteur.

Après avoir attribué le tétanos à un dérangement
des fonctions de l'estomac et des intestins, il est difficile d'expliquer comment des blessures peuvent
l'occasioner. Mais sans m'engager dans aucune discussion à ce sujet, je puis dire que quand l'attaque
de tétanos est de beaucoup postérieure à l'accident,
le dérangement de l'estomac survenant également
après cet accident, peut être la cause de la maladie;

et que quand le tétanos succède immédiatement à la
lésion, si l'excision, la scarification et la cautérisa-
tion, n'avaient point soulagé, comme il arrive presque toujours, j'emploierais dans ces deux cas les
purgatifs de préférence aux antispasmodiques, qui
ont si souvent trompé mon attente. Si je ne porte
pas un faux jugement sur le mémoire du docteur
Monro, il offre une preuve de l'utilité des purgatifs dans le tétanos traumatique.

Tels sont les faits et les raisons qui me rendent
probable les avantages des purgatifs dans le tétanos,
et dont chacun peut juger par lui-même. J'aurais
cependant mieux aimé m'abstenir d'émettre mes
idées à cet égard, jusquà ce que le temps les eût soumises à l'épreuve de l'expérience; mais vivant sous
le cinquante-cinquième degré de latitude nord, et
avançant en âge, je n'ai pas l'espoir de trouver les
occasions qui seraient nécessaires pour cela. Bien que
ces conjectures puissent ne pas être confirmées par
les observations des autres, j'espère qu'elles annon-
ceront en moi le désir sincère d'augmenter et d'é-
tendre l'utilité de la pratique médicale.

CHAPITRE XII.

CONCLUSION.

A l'exception de mes remarques sur l'esquinancie maligne, et de mon raisonnement au sujet du tétanos, ce qui précède renferme les résultats de ma propre expérience, d'après lesquels il est évident qu'on peut donner les purgatifs avec plus de hardiesse et d'utilité que les médecins ne l'ont communément pensé. La pratique qui me conduit à cette conclusion est simple ; elle n'est accompagnée ni d'hypothèses, ni de l'emploi simultané de remèdes variés. On peut donc en apprécier facilement la valeur.

J'ai abandonné les recherches spéculatives aux praticiens qui voudront étendre le plan que j'ai tracé. En raisonnant par induction, ils pourront tirer des conséquences pratiques importantes des faits que j'ai cités. Peut-être jugeront-ils avantageux d'appliquer ma méthode de traitement à diverses fièvres, aux exanthèmes, à quelques cas de dyspepsie, aux spasmes du diaphragme et du médiastin, ou en d'autres termes aux crampes d'estomac, aux affections anomales de poitrine, aux crampes des extrémités, et aux palpitations de cœur sans lésions organiques.

Mon but essentiel ayant été de déterminer l'utilité des purgatifs et la sureté avec laquelle on peut les administrer, on ne trouvera pas étonnant que je ne puisse donner une explication satisfaisante de certaines particularités relatives à ces médicamens. Il me serait également difficile de dire si les eaux minérales purgatives prises à la source ne pourraient pas être remplacées par l'emploi soutenu des mêmes remèdes ; et de prononcer pour tous les cas sur le mode d'administration de ceux-ci, tant sous le rapport des doses, que sous celui des intervalles qu'on doit laisser entre elles.

Mais de quelque manière qu'on donne les purgatifs dans les maladies dont j'ai traité, je dois encore appeler l'attention sur deux circonstances qui importent beaucoup au succès de cette pratique. L'une est l'examen régulier de chaque évacuation alvine, et l'autre, l'emploi tellement soutenu du purgatif, qu'il produise tout son effet chaque jour, pendant toute la durée de la maladie contre lequelle on le prescrit. Les opinions actuelles des praticiens et du public à cet égard, exigent cet avertissement. Le praticien jugera la nature des selles par cet examen ; il en tirera des conjectures probables sur la maladie, ce qui lui donnera les moyens de régler les doses, et les périodes de temps qui doivent les séparer. Sans cette inspection, il sera continuellement trompé par l'ignorance ou par la négligence, soit de ses malades, soit de ceux qui les soignent.

De plus, il est absolument nécessaire de donner

les purgatifs avec persévérance et à fortes doses, pour
dompter par cette pratique les maladies dont j'ai
parlé. La débilité du malade, ses caprices ou ceux de
ses parens, peuvent alarmer le praticien, qui, lorsqu'il
veut conduire la curation de la manière la plus avan-
tageuse, rencontre ainsi des obstacles. Mais il ne
doit y avoir aucun égard ; en effet, s'il ne peut agir
sans crainte, et sans écouter les objections des autres,
il vaut mieux qu'il ne commence pas un traitement
dont le succès dépend de la fermeté avec laquelle on
le dirige. L'effet nécessaire d'une conduite opposée
serait de causer des désagrémens au médecin, de
tromper l'espoir du malade et de sa famille, et de
déprécier la pratique que j'ai mis tant de zèle à propager.

Si quelques-unes des maladies dont j'ai traité ont
été guéries uniquement par les purgatifs, et d'une manière plus ou moins prompte, à raison du temps pendant lequel la constipation et des altérations dans la
nature des matières excrémentitielles avaient sub-
sisté, je suis persuadé qu'il suffira toujours d'entretenir la régularité des évacuations alvines, pour prévenir ces maladies. En supposant que cette idée ne
soit pas trop hardie, on peut croire que le marasme,
la chlorose, l'hématémèse, la chorée, et l'hystérie
dont j'ai parlé, ne se manifesteront que très-rare-
ment, lorsqu'on leur aura opposé d'avance ce traitement. Il serait donc convenable que cette observation fût très-connue, qu'elle fût communiquée aux
mères, aux nourrices, aux directeurs d'hôpitaux d'en-

fans, de manufactures, et de pensions; enfin, à toutes les personnes qui prennent soin de l'enfance et de la jeunesse, et qu'elle fût inculquée fortement par les médecins qui pensent comme moi que leur principal devoir est de prévenir les maladies.

Le lecteur doit avoir observé que les purgatifs ont eu de bons effets contre des maladies évidemment différentes, et chez des individus d'âges divers. Ces faits qui sont incontestables prouvent combien un tel sujet a d'importance et d'étendue; mais je ne crois devoir donner maintenant aucune explication à cet égard. Il me suffit d'avoir indiqué des vues qui, si on les suit convenablement, doivent donner les moyens d'augmenter nos connaissances sur les avantages et l'emploi des purgatifs. Quand ce but sera rempli, on devra généraliser les faits, et former un système de doctrines médicales à la fois intelligible et concis. On en déduira des règles pratiques qui auront d'autant plus d'utilité, qu'elles seront plus simples et plus précises. Quand ces espérances se réaliseront, les faux raisonnemens quelque ingénieux qu'ils paraissent, seront bannis des écoles de médecine; et la pratique médicale cessera d'être embarrassée par des prescriptions renfermant une foule de médicamens inertes et dégoûtans.

———

APPENDICE.

L'APPENDICE est divisé en dix sections. Je donne dans la première une table[1] comparative des anciens et des nouveaux noms des articles de matière médicale, puis une autre table des formules composées dont il est question dans une partie de mon ouvrage, et qui appartiennent à la pharmacopée de l'Infirmerie royale. Dans les sections suivantes, depuis la seconde jusqu'à la neuvième inclusivement, l'on trouvera des histoires de la maladie dont j'ai parlé dans le chapitre auquel chaque section se rapporte, et j'ai placé dans la dixième section des histoires de maladies anomales.

---

[1] J'ai supprimé cette table, par la raison que j'ai donnée dans ma préface. On ne trouvera donc ici que neuf sections, au lieu de dix que l'auteur annonce. (*Note du traducteur.*)

SECTION I.

TYPHUS.

Observations extraites des registres de l'Infirmerie royale.

Infirmerie royale, le 21 août 1796.

John Denham, âgé de onze ans, éprouve un violent mal de tête, des vertiges, et un malaise général. Cent vingt pulsations par minute, peau très-chaude, langue sale, soif ardente, évacuations alvines rares, anorexie, sommeil agité.

La maladie avait commencé le 18, et l'on avait donné le 19 un vomitif qui avait soulagé momentanément.

Lavement laxatif.

22. Une selle. Le malade n'a point reposé; peau sèche, et d'une chaleur âcre, langue sale, environ cent vingt pulsations pleines, abdomen douloureux et tendu.

R. Neuf grains d'une poudre composée de calomel, de jalap et
de sucre, à parties égales.
Eau panée pour boisson.

23. Agitation, délire dans la nuit; la chaleur de la peau continue, langue plus chargée, environ cent vingt pulsations moins pleines, beaucoup de soif, deux selles peu abondantes.

Dix onces de lavement laxatif à donner sur-le-champ, et
ensuite :
Infusion d'un gros de séné avec un demi-gros d'extrait de
réglisse, dans huit onces d'eau bouillante, pour deux doses.

24. Nuit meilleure, avec moins de délire; chaleur moins âcre à la peau, le pouls est souple et bat environ cent vingt fois, la

langue moins chargée s'humecte; il y a céphalalgie, beaucoup
de soif; il ya eu deux selles produites, l'une par le lavement,
l'autre par le laxatif; le ventre est tant soit peu tendu et sensible
à la pression.

> Donner encore le lavement laxatif le soir, et une potion
> avec quinze gouttes de teinture thébaïque.

25. Calme au commencement de la nuit; agitation et délire
depuis le matin; abdomen plus tendu et plus sensible à la pression,
langue plus chargée et sèche; une selle liée, après le lavement;
une seconde semblable, depuis le matin. Le malade n'a eu connaissance ni de ces deux selles, ni de l'excrétion des urines. Environ
cent vingt pulsations d'une force moyenne, chaleur modérée de
la peau.

> Donner d'heure en heure une demi-once d'une mixture com-
> posée d'un gros de magnésie calcinée, et de quatre onces
> d'eau édulcorée.
> La potion calmante le soir.

26. Trois selles depuis la veille; la première naturelle, les deux
autres aqueuses et verdâtres ; un lombric a été rendu, l'embarras
et la douleur du ventre ont beaucoup diminué; peau fraîche,
langue nette, environ quatre-vingt-dix pulsations faibles. On a
fait usage de la mixture, la nuit a été bonne.

> Répéter la mixture et la potion du soir.

27. Deux selles liquides et verdâtres ont eu lieu dans le lit,
depuis la veille; ventre souple et insensible à la pression, langue
nette, environ quatre-vingts pulsations assez fortes; le malade
sent le besoin d'uriner; nuit calme, retour de l'appétit.

> Même emploi de la mixture et de la potion.

28. Le malade repose, la nuit a été bonne. Deux selles non
rendues dans le lit; quelque nourriture est prise le matin.

> Mêmes moyens.

29. Point de selle, nuit bonne, le malade sommeille, l'appétit
augmente.

> Donner seulement la mixture, et une livre de thé de bœuf
> par jour.

31. Un autre lombric volumineux a été rendu depuis la veille; selles régulières, environ quatre-vingts pulsations molles, langue nette, appétit, nuit calme.

On continue l'usage de la magnésie.

10 Septembre. Convalescence et sortie.

Infirmerie royale, 31 août 1796.

James M'Kechny, âgé de vingt ans, a du mal de tête, des douleurs au dos, un malaise général, et quelquefois un peu de toux, sans douleur particulière à la poitrine.

Selles régulières, soif ardente, langue blanchâtre, cent dix pulsations assez pleines, peau chaude, nuits assez bonnes.

Le malade est dans cet état depuis neuf ou dix jours, et il a souvent eu des frissons. Il n'a pris aucun remède.

1er Septembre.

Un demi-gros de poudre de jalap composée. Eau de son pour boisson.

2. Le mal de tête est moindre, la toux et la soif persistent; environ cent pulsations; nuit assez bonne, point de selle.

Poudre de jalap composée, lavement laxatif le soir, s'il est nécessaire. Potion anodine à l'heure du sommeil.

5. Évacuation copieuse avant le lavement, plus de céphalalgie ni de toux, pouls calme, retour de l'appétit.

6. Convalescence. Portion entière.

10. Sortie.

Infirmerie royale, 29 septembre 1796.

Robert Grant, âgé de 21 ans, éprouve du mal de tête, des vertiges, des nausées, des frissons suivis de chaleur et de sueur, beaucoup de malaise et d'oppression, une grande soif, et de l'anorexie.

Quatre-vingt-seize pulsations, langue très sale, peau moite, selles régulières, sommeil assez long. Le 19, après s'être exposé au froid dans la nuit, en montant la garde, il sentit du mal de tête, du frisson, et une grande faiblesse. Il s'est trouvé de plus en plus mal depuis cette époque, bien qu'il ait pris un vomitif le 20.

30. La fièvre continue ; environ quatre-vingt-dix pulsations tant soit peu pleines, langue assez nette et humide, une selle dans la journée précédente.

> Poudre composée de dix grains de jalap et de trois de calomel. Boisson végétale acidulée.

1er Octobre. Deux selles copieuses après un lavement donné dans la soirée ; fièvre beaucoup moindre, peau moite, pouls calme.

2. Convalescence. Portion entière.

12. Sortie.

> Infirmerie royale, 14 septembre 1796.

John Fairgrave, âgé de dix-neuf ans, a la tête douloureuse, des vertiges, un malaise général, et il est très-faible.

Soixante-huit pulsations, peau chaude, langue blanchâtre, soif, peu d'appétit, urine naturelle, ventre libre, sommeil assez bon.

Il avait été saisi la veille, au matin, d'un frisson suivi de chaleur et de sueur, sans cause apparente. Il avait pris, dans l'après-midi du même jour, un vomitif qui l'avait soulagé. Deux selles ont eu lieu depuis son entrée.

> Bol de jalap, avec trois grains de calomel.

15. Une selle copieuse, et deux autres moins abondantes ; nuit tranquille, fièvre moindre, environ soixante pulsations molles.

16. Convalescence. Portion entière.

17. Éruption psorique.

> Onguent de soufre, selon l'usage.

18. La gale se dissipe. Environ cinquante pulsations.

23. Bain tiède ; suspendre l'onguent de soufre.

24. Sortie.

> Infirmerie royale, 19 avril 1798.

Donald Watson, âgé de vingt-trois ans, éprouve un violent mal de tête, et du malaise dans tout le corps ; quatre-vingt-dix

pulsations environ, soif ardente, peu d'appétit : il n'a point eu
de selle depuis le 16, jour où sa maladie a commencé par du
frisson.

> Poudre composée de cinq grains de calomel, et de douze de
> jalap.

20. Deux selles, langue chargée, environ cent huit pulsations
pleines, soif modérée ; nuit assez bonne, et disposition à dormir
encore.

> Même poudre à donner le lendemain.

21. Une autre selle dans la soirée ; aucune, depuis que la poudre
a été prise. La céphalalgie continue, environ quatre-vingt-dix
pulsations, langue encore chargée.

> Lavement laxatif, le soir, s'il est nécessaire.

22. Trois selles peu abondantes dans le courant du jour précédent ; céphalalgie plus supportable, langue moins chargée, peau
fraîche et moite, pouls calme ; nuit paisible.

> Un gros de poudre de jalap composée, à prendre le lendemain
> matin.

23. Nuit tranquille, plusieurs selles, langue nette, pouls
calme.

27. Convalescence. Sortie.

> Infirmerie royale, 7 octobre 1805.

Margaret Manson, âgée de vingt ans, a du mal de tête, des
vertiges, des nausées, quelquefois des vomissemens, des douleurs
du dos et des membres ; cent quatre-vingts pulsations faibles,
peau chaude, langue très-sale, constipation : la malade est depuis
deux jours dans cet état, dont elle ignore la cause.

> Bol de jalap composé, à prendre le lendemain matin.

8. Deux selles copieuses et naturelles ; la céphalalgie continue.
Deux autres vomissemens dans la nuit ; moins de malaise, langue
moins chargée.

> Bol de jalap le soir.

9. Le mal de tête a diminué, les vomissemens ont cessé. Moins

de malaise, langue moins chargée, chaleur naturelle, cent pulsations molles, trois selles copieuses.

Boisson délayante.

10. Pouls calme, peau fraîche, langue nette, nuit tranquille,
retour de l'appétit.

15. Convalescence. Portion entière.

18. Sortie.

Infirmerie royale, 6 novembre 1805.

Margaret Kennedy, âgée de dix-sept ans, éprouve une forte
céphalalgie, des vertiges, des nausées, des douleurs vers les lombes,
et un malaise général ; cent pulsations faibles, peau fraîche, langue
gercée, selles rares. Elle dit qu'elle a depuis quelque temps des
douleurs vagues, mais qu'il s'y est joint depuis deux jours du mal
de tête, et d'autres symptômes d'une fièvre générale.

Bol de jalap composé, à prendre demain matin.

7. Les douleurs lombaires et les autres symptômes d'une fièvre
générale sont tels qu'ils ont été décrits ; il y a des frissons suivis
de chaleur et de sueur. Au rapport de la malade, le mal de tête
diminue vers le matin. Environ cent pulsations faibles ; point de
selle.

R. Trois onces d'infusion de séné, avec autant d'eau de graine
de lin.

8. Les douleurs des lombes et de la tête continuent, ainsi que
les nausées. Il y a des vomissemens spontanés, et toujours des
exacerbations fébriles. Environ cent pulsations faibles, peau fraîche,
langue humide, peu de soif ; selle copieuse, dont la matière est
noirâtre et fétide ; nuit tranquille.

Eau de son pour boisson.
Un gros de poudre de jalap pour demain matin.

9. Évacuation abondante et naturelle dans la journée précédente, appétit ; nuit calme.

11. Sortie.

Infirmerie royale, 6 juin 1806.

Jean Wyllie, âgé de vingt-cinq ans, éprouve un violent mal
de tête, des nausées, des vomissemens, des douleurs du dos et

des lombes, et un brisement général. Peau d'une chaleur assez forte, langue sale, selles rares, face colorée, cent pulsations sèches. Ce jeune homme, qui est malade depuis quatre jours, a pris une petite dose de surtartrate de potasse qui ne l'a purgé qu'à peine.

> Bol de jalap composé, à donner demain dès le matin.

7. Céphalalgie et malaise moins intenses, chaleur naturelle, teint moins animé, langue nette, environ quatre-vingts pulsations souples ; nuit assez bonne, mais disposition au sommeil depuis le matin ; deux selles copieuses et naturelles.

> Une once de mixture diaphorétique saline, de deux en deux
>   heures.
> Eau de son pour boisson.

9. Convalescence.
12. Sortie.

Infirmerie royale, 24 juin 1806.

William Mackay, âgé de trente-six ans, a du mal de tête, des vertiges, de légères nausées, des douleurs dans la poitrine et dans les membres. Environ cent pulsations souples, langue blanchâtre, selles rares, peu d'appétit, prostration des forces.

Le malade ne peut indiquer la cause de cet état, qui dure depuis trois jours. Il avait pris la veille un vomitif qu'il pensait lui avoir été fort utile.

> Bol de jalap composé.

25. Les vertiges, la céphalalgie et les autres symptômes fébriles sont beaucoup moins intenses ; peau fraîche, pouls calme, langue nette, une selle naturelle.

28. Convalescence et sortie.

Infirmerie royale, 1er juillet 1806.

Mary Stalker, âgée de dix-huit ans, éprouve du mal de tête, de la faiblesse, un malaise général, des vertiges quand elle est dans une position verticale, des chaleurs et des frissons alternatifs, une grande soif, et de l'agitation dans le sommeil ; il y a

cent huit pulsations, le ventre est souple, et la malade est bien
réglée. Elle attribue à l'impression du froid les frissons, le mal de
tête et l'accablement par lesquels sa maladie a commencé le
29 juin.

> Potion avec trente gouttes de teinture thébaïque, pour le
> soir.
> Pour demain matin, bol de jalap composé.

2. La céphalalgie, les vertiges et la lassitude continuent. Il y a
eu dans la nuit de l'agitation et beaucoup de chaleur à la peau,
qui est maintenant assez fraîche et moite; langue nette, environ
quatre-vingt-dix pulsations souples. La malade a rendu deux fois
des matières dures, et en petite quantité, mais d'une couleur
naturelle.

> Mélange de trois onces d'infusion de séné avec cinq onces
> d'eau de graine de lin.
> Eau de son pour boisson.

3. Rémission des vertiges, de la céphalalgie et du sentiment de
lassitude; peau fraîche, langue nette; évacuation alvine abondante, avec coliques; les dernières matières sont liquides, d'une
couleur brune, et en quelque sorte sanguinolente; nuit assez
bonne.

> Potion avec trente gouttes de laudanum, pour le soir.

5. Les selles sont régulières; convalescence.
Sortie.

> Infirmerie royale, 7 septembre 1806.

Ann Henderson, âgée de dix-huit ans, a du mal de tête, des
nausées, des vomissemens, des douleurs dans les membres, et
en éprouve une très-vive dans la poitrine, ce qui gêne beaucoup
la respiration. Environ cent pulsations souples, langue blanchâtre, selles rares, peau d'une certaine chaleur, soif, peu d'appétit et de sommeil.

Cette fille est malade depuis huit jours; elle a été saignée il y a
deux jours, et l'on a posé un vésicatoire sur la poitrine, mais
sans aucun soulagement.

> Demain matin, bol de jalap composé.

8. La céphalalgie, les vertiges, les nausées et les vomissemens persistent, la douleur de poitrine est moindre ; environ cent pulsations faibles, peau d'une chaleur douce. Le bol n'a point produit d'effet.

> Lavement calmant, avec soixante gouttes de teinture d'opium.
> Dix-huit pilules aloëtiques, dont on donnera trois toutes les trois heures.

9. Mal de tête, malaise et vomissemens dissipés ; peau fraîche, pouls calme, langue nette. La malade a eu des évacuations alvines abondantes après avoir pris les pilules prescrites, et quelques-unes de plus.

> On cesse de donner des pilules.

13. Convalescence.
Sortie.

<hr>

SECTION II.

SCARLATINE [1].

Observations extraites des registres de l'Infirmerie royale.

Infirmerie royale, 17 novembre 1804.

James Ritchie, soldat, âgé de dix-neuf ans, a la déglutition douloureuse et difficile ; l'arrière-bouche est d'un rouge foncé,

---

[1] J'ai traité dernièrement cette maladie par la méthode du docteur Hamilton, et tous les symptômes ont été dissipés dans l'espace de cinq jours. Le malade était un enfant de sept ans, d'une constitution délicate. Je me suis contenté d'irriter modérément le canal intestinal, au moyen de l'huile de ricin que j'ai fait donner dans une potion, par cuillerées, et plus ou moins fréquemment, selon l'effet. Je doute que d'autres moyens eussent fait cesser aussi promptement l'éruption, l'angine et la fièvre, qui avaient débuté d'une manière assez grave. Aucun accident n'est survenu dans la convalescence, qui a été de très-courte durée.

(Note du traducteur.)

les amygdales sont fortement tuméfiées, et l'on voit sur celle du côté gauche une large escarre grisâtre. Céphalalgie, oppression, débilité, peu d'appétit, cent pulsations, peau très-chaude, langue très-sèche, soif, selles rares. Il y a quatre jours que Ritchie est dans cet état, sans en connaître la cause : il n'a fait aucun traitement.

> Bol de jalap et de calomel.
> *R*. Acide muriatique oxigéné............... *deux gros.*
>   Eau de fontaine........................ *une livre.*
> Mêlez, et conservez dans l'obscurité.

En prendre une once toutes les deux heures, dans un vase de verre.

18. Céphalalgie, malaise, et oppression moins intense; langue moins sèche, chaleur moins âcre de la peau, environ cent pulsations peu fortes, même état de l'arrière-bouche, déglutition difficile, teint pâle, point de selles.

> *R*. Teinture de jalap...................... *six gros.*
>   Eau de canelle blanche.................. *deux gros.*
>   Sucre................................. *un gros.*
> Pour une potion.
> Appliquer autour de la gorge un morceau de flanelle imbibé d'huile ammoniacée.
> Continuer l'emploi de l'acide muriatique oxigéné.

20. Une selle facile, peau fraîche, pouls calme, teint moins pâle, déglutition moins douloureuse.

> Continuer la potion avec la teinture de jalap, et l'acide muriatique oxigéné.

24. L'affection de l'arrière-bouche et les symptômes fébriles ont cessé, l'appétit augmente.

25. Langue nette, selles régulières.

> Supprimer l'acide muriatique oxigéné.

29. Faiblesse, teint pâle, et annonçant un état de langueur.

> Une once de mixture aromatique de quinquina, toutes les trois heures.

Portion entière.

3 Décembre. Depuis hier, une œdématie considérable s'est

manifestée. D'après le compte qui nous est rendu, les urines ont été aussi abondantes que dans l'état naturel, et les selles régulières ; soixante-dix pulsations.

> Bol de jalap et de calomel à donner sur-le-champ, ce soir, et demain matin, à moins qu'il n'y ait eu des évacuations auparavant.
> Supprimer la mixture de quinquina.

4. Trois selles, la dernière d'un aspect naturel, œdématie moins considérable. Deux bols ont été pris.

> Bol de jalap et de calomel à donner demain matin.

Point de selle.

> 5. *R*. Tartrate de soude...................... *une once.*
> Infusion de séné....................... *deux onces,*
> Décoction de son....................... *une livre.*
> Pour une solution à donner en plusieurs fois.

6. Cinq selles aqueuses, l'œdématie continue, et semble même augmenter. Dyspnée très-intense, particulièrement pendant la nuit dernière; soixante pulsations souples.

> *R*. Calomel........................... *douze grains.*
> Jalap en poudre.................... *un demi-gros.*
> Triturez ensemble, et partagez en quatre doses à donner de trois en trois heures.

7. Selle abondante, d'un aspect naturel ; urine également naturelle et abondante ; l'œdématie et la dyspnée semblent avoir diminué; les poudres ont été prises, et la bouche n'a point été affectée.

> Donnez les poudres de la même manière demain matin et dans la journée.

8. Deux selles peu considérables, respiration encore plus libre. On n'a donné qu'une dose de poudre.

> Continuez de faire prendre les poudres de trois en trois heures.
> *R*. Tartrate de soude..................... *six gros.*
> Infusion de séné. .... *deux onces.*
> Eau de fontaine....................... *une livre.*

Pour une mixture à donner en trois fois demain matin.

9. Trois poudres ont été prises; il y a eu quatre selles, mais les matières étaient en petite quantité, verdâtres et fétides. Il y a eu peu d'urines; elles étaient d'une couleur brune et presque san‑guinolente; l'œdématie persiste, la respiration est facile, et la bouche est affectée.

> Solution de tartrate de soude à prendre sur-le-champ et demain matin.

10. Cardialgie et vomissement, après avoir pris ce matin la dernière dose de solution; selle plus copieuse et plus naturelle, urines présentant les mêmes changemens, œdématie diminuée.

> Une livre de thé de bœuf par jour.
> *Thé pour le déjeuner.*

11. Œdématie encore moindre; selle naturelle quant à l'as‑pect et à la quantité des matières.

> Deux pilules aloëtiques matin et soir.
> Huit onces de vin rouge par jour.

13. Évacuations régulières; il n'y a plus d'œdématie, et le teint s'anime.

> On continue l'emploi des pilules aloëtiques et du vin.

16. Il y a eu chaque jour deux selles abondantes, et d'un aspect naturel.

> Deux pilules aloëtiques seulement, par jour.

24. Sortie.

> Infirmerie royale, 11 février 1805.

William Gordon, âgé de vingt-deux ans, éprouve un mal de gorge avec quelque difficulté d'avaler; l'arrière-bouche est d'un rouge foncé; il y a rougeur de toute la peau, des selles fréquentes et peu abondantes, accompagnées de ténesme, perte d'appétit; quatre-vingt-dix-huit pulsations, langue blanchâtre, soif, et cha‑leur à la peau.

Des douleurs générales se sont fait sentir, il y a trois jours. L'efflorescence a paru hier.

Aucun remède n'a été employé.

R. Tartrate de potasse et de soude.......... *six gros.*
Infusion de séné...................... *deux onces.*
Eau de graine de lin................... *six onces.*

A prendre en deux fois.

12. Plusieurs selles, efflorescence moins colorée, angine moins intense, pouls calme, langue chargée, beaucoup de soif et de langueur.

> Potion anodine pour le soir.
> Demain matin, solution cathartique semblable à celle d'hier.
> Décoction de son à donner tiède, pour boisson.

13. Langue plus nette, éruption et symptômes fébriles dissipés; nuit bonne, moins de langueur, pouls calme, quatre selles.

> Potion anodine pour le soir.

14. Nuit tranquille, deux selles d'un aspect naturel, aucune douleur.

> Potion anodine.
> Huit grains de rhubarbe en poudre, à donner tous les matins.

15. Une selle; convalescence.

> Potion anodine.

17. Selles régulières et naturelles.

> Portion entière.

23. Ventre libre, langue chargée.

> Un scrupule d'ipécacuanha pour le soir.
> Potion anodine à l'heure du sommeil.

24. Pas de vomissemens, langue nette, plus d'effet purgatif.
28. Sortie.

Infirmerie royale, 6 janvier 1805.

Alexandre Corner, âgé de sept ans, souffre presque constamment de la tête; il a des vertiges, et des douleurs au ventre, qui est légèrement élevé et tendu; les pupilles semblent dilatées : cet enfant dort d'un sommeil agité, dont il sort quelquefois en poussant un cri; perte d'appétit, faiblesse; quatre-vingt-dix pulsations, peau d'une certaine chaleur, langue humide, soif, constipation :

il y a une légère excoriation à chaque hanche, parce que le malade a long-temps reposé sur ces parties. Ces symptômes sont survenus, il y a trois semaines, après une fièvre accompagnée d'une efflorescence générale de la peau, et d'une angine, auxquelles a succédé la desquammation de l'épiderme. Le malade a pris un vomitif dans le cours de la fièvre ; on lui a donné, il y a deux jours, de la manne et du séné, qui ont produit peu d'effet.

> *R.* Jalap en poudre...................... *six grains.*
> Calomel............................ *trois grains.*
> *Pour un bol.*

7. Point encore de selle.

> Huit onces de lavement laxatif.
> Donner quatre bols semblables à celui d'hier, à trois heures de distance.

8. Il y a eu trois selles copieuses, brunes et fétides, la première après le lavement, la seconde après le troisième bol, la troisième ce matin, après le quatrième bol. Le malade s'est éveillé fréquemment dans la nuit, en criant, mais il souffre moins de la tête, et davantage du ventre; les pupilles paraissent plus contractiles, l'appétit est médiocre, il y a quatre-vingts pulsations souples.

9. Nuit plus calme, sommeil de plus longue durée. Le malade s'est éveillé moins subitement, et sans faire de cris ; il dit n'avoir plus de mal de tête, mais souffrir du ventre. Teint pâle, cent pulsations faibles environ, une selle liquide, brune et fétide ; urine peu abondante et très-colorée. Le malade prend peu de nourriture.

> Un scrupule de poudre de jalap composée, à donner sur-le-champ, et demain matin.
> Une petite quantité de thé, matin et soir.

10. Expression de la face et teint plus animés, douleur du ventre dissipée, langue nette, pouls calme, peau fraîche; deux selles abondantes, d'une odeur et d'un aspect plus naturels; quelques alimens ont été pris, et, selon toute apparence, avec plaisir. On a donné les deux doses de poudre ; nuit paisible.

> Poudre semblable à celle d'hier.

11. Selle copieuse et rendue facilement ; la convalescence se confirme.

On donne au malade douze doses de ces poudres, en lui prescrivant d'en prendre une chaque jour.

Sortie.

Infirmerie royale, 28 novembre 1805.

John Johnstone, âgé de douze ans, se plaint de mal de gorge, et de difficulté d'avaler. L'arrière-bouche est d'un rouge foncé, et l'on voit sur les deux amygdales, plusieurs escarres d'une couleur grisâtre. Rougeur de toute la peau, grande faiblesse, soif intense, peu d'appétit, chaleur modérée, langue assez nette, selles qu'on dit être régulières, cent pulsations, face animée, sommeil assez bon.

Le mal de gorge a commencé avec des frissons, dans la soirée du 23 ; l'éruption s'est montrée environ quarante-huit heures après. Quelques remèdes ont été employés utilement.

> Deux scrupules de poudre de jalap composée.
> Infusion de roses pour gargarismes.

29. Continuation de la coloration de la face, de l'efflorescence, de la chaleur modérée de la peau, de la tuméfaction et des ulcérations de l'intérieur de la gorge, qui est plus douloureuse ; environ cent huit pulsations souples, soif ardente, nuit tranquille, selle assez copieuse, consistant en matières dures et détachées.

> *R.* Infusion de séné...................... *trois onces.*
> Eau de graine de lin.................... *six onces.*
> Extrait de réglisse..................... *un gros.*

En donner trois onces d'heure en heure.

> Même gargarisme.
> Thé matin et soir.

30. Nuit calme, peau fraîche, environ quatre-vingt-dix pulsations souples, efflorescence très-flétrie, teint naturel, moins de douleur à la gorge, évacuation abondante de matières brunes et fétides. L'infusion a été prise.

> Ce soir, bol de jalap composé.
> Demain matin, mê ne infusion de séné.

1er Décembre. L'arrière-bouche est toujours moins douloureuse, pouls calme, langue nette, peau d'une chaleur naturelle,
urine abondante et colorée comme à l'ordinaire, deux évacuations
de matières molles et d'un meilleur aspect.

Supprimer l'infusion de roses.

2. Ulcérations presque cicatrisées ; d'ailleurs, convalescence ;
urines abondantes, ventre libre, aspect des fèces presque naturel.

Un scrupule de surtartrate de potasse, à prendre trois fois par
jour.

4. Selles régulières, urines abondantes.

Continuer l'emploi du surtartrate de potasse.

5. Point de selle depuis hier, urines abondantes, peau sèche,
desquammation de l'épiderme.

Deux scrupules de poudre de jalap composé.
Donner encore le surtartrate de potasse.

6. Selle copieuse et naturelle, urines toujours abondantes. Les
forces et l'appétit s'accroissent.

Continuer l'emploi du même sel.

8. On en donne deux onces au malade, en lui prescrivant d'en
prendre une cuillerée à café dans de l'eau, une ou deux fois par
jour.
Sortie.

SECTION III.

MARASME.

Observations extraites des registres de l'Infirmerie royale.

Infirmerie royale, 29 décembre 1804.

Malcolm Morrison, âgé de cinq ans, a dans l'hypocondre droit
une douleur accompagnée d'une toux forte et sèche, d'une cépha-

lalgie susorbitaire, et de perte d'appétit; les pupilles paraissent dilatées. On nous dit qu'il s'éveille souvent dans la nuit, en jetant un cri, et qu'on le voit souvent se gratter le nez; les matières fécales ont une couleur grisâtre et peu de consistance; les urines sont rares et troubles, le teint pâle, la peau chaude, le pouls faible, et donnant cent vingt battemens; on n'a point combattu cet état, qui dure depuis trois semaines.

> *R.* Calomel........................... *dix grains.*
> Sucre............................... *un demi-gros.*

Pulvérisez, et partagez en quatre doses à prendre d'heure en heure.

Une livre de thé de bœuf par jour.

30. Deux selles semblables aux précédentes; embarras du ventre. Point de rénitence dans l'hypocondre droit, qui paraît insensible à la pression; quelques alimens ont été pris.

> *R.* Calomel......................... *trois grains.*
> Sucre............................... *six grains.*
> Jalap............................... *six grains.*

Pour une poudre à prendre demain matin.

31. Point encore de selle.

> Lavement laxatif pour le soir, s'il est nécessaire, et même poudre pour demain.

1er Janvier. Évacuation abondante, en tout semblable aux premières. L'embarras intestinal persiste, mais la douleur de l'hypocondre et la pâleur ont cessé. Le lavement n'a pas été donné.

> Poudre de calomel pour demain matin.

2. Selle assez copieuse, grisâtre et fétide. Le malade a pris quelque nourriture.

> Même poudre pour demain matin.

3. Ce matin, vomissement spontané de ce que l'estomac contenait; selle fétide, grisâtre, mais moins copieuse; nuits assez bonnes.

℞. Teinture de jalap...................... *deux gros.*
Sirop simple........................ *deux gros.*
Pour une potion à prendre matin et soir.

On y ajoutera, le soir, dix gouttes de teinture thébaïque.
Trois onces de vin rouge par jour.

4. La nuit a été plus calme, et le malade est encore endormi. Point de vomissement ni de selle.

Potion avec la teinture de jalap, le matin, à midi, et le soir, en y ajoutant le laudanum, le soir, comme hier.

5. Selle copieuse et brune; plus de vomissement, nuit calme, peu d'appétit, mais les forces paraissent s'accroître.

Même potion, vin, et thé de bœuf.

6. Point de selle.

℞. Carbonate de magnésie................. *un scrupule.*
Surtartrate de potasse................. *dix grains.*
Sucre.............................. *dix grains.*
Pour une poudre à prendre le matin, en continuant l'emploi de la potion avec la teinture de jalap.

7. Il y a eu évacuation considérable de matières qui avaient une couleur grisâtre et peu de consistance; l'abdomen est toujours élevé et tant soit peu tendu.

Mêmes moyens.

9. L'évacuation de matières abondantes et grisâtres continue. Depuis hier, les déjections ont été plus liquides qu'auparavant; ventre moins élevé et moins tendu, cent pulsations faibles; l'appétit a diminué.

Trois onces de vin rouge, avec autant d'eau, par jour.
Donner encore la poudre saline, et supprimer la potion avec la teinture de jalap.

10. Deux selles en petite quantité, mais moins fétides, et d'un aspect plus naturel. Embarras considérable du ventre, mais sans douleur. Le vin est pris avec plaisir, l'appétit varie, le pouls est fréquent et faible.

R. Calomel............................ *deux grains.*
Jalap en poudre...................... *six grains.*
Sucre............................... *six grains.*

Pour une poudre à prendre le soir.

Donner encore la poudre saline et le vin.

11. L'embarras du ventre continue. Cette partie est douloureuse, la nuit surtout, ce qui éloigne le sommeil. Déjections copieuses, en partie liquides, en partie solides.

Huit pilules aloëtiques ; en donner deux toutes les trois heures.
R. Teinture de jalap....................... *trois gros.*
Sirop.............................. *un gros.*
Eau commune........................ *deux onces.*

Pour une potion à prendre demain matin.

Supprimer la poudre saline.

12. Quatre selles copieuses d'un aspect plus naturel, mais encore très-fétides ; l'embarras du ventre est diminué, la douleur persiste, ce qui éloigne toujours le sommeil. Les pilules ont été rejetées, le pouls est assez fréquent.

Potion avec la teinture de jalap, pour demain matin, et même quantité de vin.

13. Ce matin, après le déjeuner, vomissement spontané de ce que l'estomac contenait. Une selle fétide, naturelle d'ailleurs, et en quantité moyenne. La tension et la douleur du ventre empêchent toujours le malade de dormir. Le pouls est faible.

R. Magnésie calcinée.................... *un gros.*
Gomme arabique..................... *une demi-once.*
Esprit de lavande composé. .... *deux gros.*
Teinture thébaïque.................. *vingt gouttes.*
Eau commune....................... *trois onces.*
Mêlez.

Donner toutes les deux heures une demi-once de cette mixture, après l'avoir agitée.

Frotter le ventre avec le liniment anodin, et couvrir cette partie d'un morceau de laine.

Quatre onces de vin rouge par jour.

14. Évacuation copieuse de matières liquides et liées, accompagnées de beaucoup de flatuosités ; la nuit a été mauvaise, mais la

douleur et la tension de l'abdomen ont cessé pour le moment ; le malade a presque refusé de manger ; il a pris le vin avec répugnance. On a donné la mixture avec réserve, parce qu'elle excitait le vomissement. Le pouls est fréquent, mais plus ferme.

> *R.* Solution d'assa fœtida. *une once.*
> Eau commune. . . . . *cinq onces.*

Pour une mixture qu'on injectera par l'anus, au moyen d'une canule appropriée.

Mêmes moyens d'ailleurs.

15. L'injection, après avoir été retenue pendant quelque temps, a été rendue avec beaucoup de flatuosités, et des matières liées. Depuis hier, ces matières ont été copieuses et presque naturelles, si ce n'est qu'il y en avait une portion d'une certaine dureté. Le malade a mangé, le vin lui a paru bon, et l'on a donné la mixture ; la douleur et la tension du ventre sont moindres.

> Injection de la solution d'assa fœtida.
> Mêmes moyens d'ailleurs.

16. L'injection a été gardée jusqu'au matin. L'excrétion de gaz et de matières liées a été moins abondante, mais la tension et la douleur du ventre sont toujours plus légères. Des alimens, le vin et la mixture ont été pris.

> Vin et mixture saline.
> Une petite quantité de bœuf pour le dîner.

17. Trois évacuations copieuses de matières grisâtres ; ventre un peu tendu ; la nuit a été bonne. L'appétit s'améliore de plus en plus.

> Vin et mixture saline.

18. Le malade rend beaucoup de matières liées qui ressemblent aux déjections des jours précédens ; le ventre est moins douloureux et moins tendu. Beaucoup de flatuosités se sont portées au dehors ; l'appétit et les forces se sont accrus, et l'expression de la figure est plus animée. L'injection n'a pas été faite.

> Mêmes moyens, à l'exception de l'injection.

20. Il y a tous les jours une évacuation abondante de matières en partie liquides, en partie dures, comme dans les premiers temps,

mais d'une odeur et d'un aspect plus naturels. La douleur et la tension du ventre diminuent toujours, et le malade se fortifie.

Mêmes moyens.

21. Même quantité de vin, et la moitié seulement de la mixture par jour.

24. Selles toujours régulières et naturelles, abstraction faite de la couleur des matières, qui est un peu blanchâtre. Quelque embarras du ventre encore, mais sans douleur ; nuits paisibles, appétit ; l'enfant est plus vif et plus enjoué qu'auparavant.

Le vin est supprimé.

28. La convalescence se confirme.

Une once de poudre de jalap composée, à diviser en seize prises.

On prescrit d'en donner une ou deux par jour, pour entretenir la régularité des évacuations alvines, de garantir l'enfant du froid, et de le bien nourrir.

Sortie.

Infirmerie royale, 18 janvier 1806.

Alicia Cassidy, âgée de sept ans, se plaint d'une douleur constante et souvent très-forte vers l'ombilic, et d'une céphalalgie qui est quelquefois intense. Elle se gratte beaucoup le nez ; elle tressaille et pousse des cris aigus en dormant. Le ventre est embarrassé et gonflé, le pouls fréquent et petit, la langue chargée, les selles très-irrégulières, et l'appétit vorace. Elle a le teint pâle et un air de langueur. On nous dit que depuis dix-huit mois elle a perdu de son embonpoint et de ses forces.

19. Calomel. . . . . *douze grains.*
Jalap en poudre. . . . . *un demi-gros.*
Sucre. . . . . *un demi-gros.*
Mélez, et partagez en huit doses.

En donner une matin et soir.

20. Évacuation copieuse de matières en partie liquides, en partie d'une certaine consistance, et d'une couleur gris clair.

Mêmes poudres.

21. Selle abondante, dont les matières offrent les mêmes degrés de densité, avec une couleur brune.

> Mêmes poudres, à donner trois fois dans la journée.

22. Évacuation peu copieuse, consistant principalement en
matières brunes et dures.

> Mêmes poudres; et, pour demain matin, quatre onces d'in-
> fusion de séné, à prendre en deux fois.

24. L'évacuation d'hier est copieuse, et formée d'un mélange
de matières liquides, molles, dures et fétides.

> Bol de jalap composé, avec addition de six grains de calomel,
> pour le soir.
> Trois onces d'infusion de séné, à donner en deux fois, demain
> matin.
> Supprimer les poudres de calomel.

25. Vomissement spontané, quelques heures après avoir pris
le bol; depuis le matin, plusieurs selles solides, d'un aspect et
d'une odeur plus naturels; les tressaillemens, les cris pendant la
nuit, l'habitude de se gratter le nez, la pâleur et la maigreur,
subsistent toujours chez la malade; elle se plaint moins de coliques
et de mal de tête; l'appétit est moins vorace, l'embarras et la
tension du ventre moindres, le pouls ferme et la langue nette.

> Trois onces de vin rouge, et une livre de thé de bœuf, par
> jour.
> Pour le matin, deux scrupules de poudre de jalap composé.

26. Évacuation assez copieuse de matières en partie dures,
mais d'un aspect plus naturel, et moins fétides.

> Poudre de jalap composé, vin, et thé de bœuf.

27. Évacuation suffisante de matières entièrement liquides, et
n'ayant que l'odeur ordinaire.

28. Il n'y a plus de tressaillemens ni de cris dans la nuit, ni
d'embarras du ventre; la malade est moins disposée à se gratter le
nez; le teint s'améliore, les yeux sont vifs, l'appétit naturel et
les selles régulières; l'enjouement et la vivacité reviennent.

> Supprimer la poudre de jalap, et le vin.

3o. La malade est calme, mais le ventre est peu libre, les matières sont liées et blanchâtres.

> *R.* Calomel............................ *trois grains.*
> Sucre............................. *trois grains.*
> *Pour une poudre à prendre tous les soirs.*
> *R.* Infusion de séné...................... *une once.*
> Eau de graine de lin................ *une once.*
> Extrait de réglisse................. *un demi-gros.*
> *Pour une mixture à prendre tous les matins.*

3i. L'évacuation a été plus copieuse qu'à l'ordinaire ; les matières sont granuleuses, blanchâtres, et sans odeur fétide ; la figure s'anime et se colore de plus en plus, les nuits sont bonnes.

> Infusion de séné, et même poudre.

1ᵉʳ Février. Selle moins abondante que celle d'hier ; les matières
sont encore grumeleuses, mais d'une couleur naturelle.

> Mêmes moyens.

2. Évacuation semblable à celle d'hier.

> Mêmes moyens.

3. Selle copieuse, analogue aux deux dernières : l'amélioration
se soutient.

> Une once de poudre de jalap, partagée en vingt-quatre doses.
> *En prendre une selon le besoin, de manière à rendre les évacua-*
> *tions alvines régulières.*

Sortie.

Infirmerie royale, 26 décembre 1807.

Margaret Kennedy, âgée de huit ans, a, dans l'hypocondre
droit, des douleurs vagues qu'accompagnent des éructations
aqueuses d'une saveur aigre, et la sensation d'une boule qui monterait de l'estomac à la bouche ; il y a quelque embarras du ventre,
surtout dans le lieu que la douleur occupe. Le sommeil est troublé par des tressaillemens du côté droit du corps principalement,
et par des grincemens de dents. Pouls naturel, langue nette,
appétit, soif ardente, selles rares.

Il y a environ quinze jours que cet enfant est malade : on a donné quelques poudres de calomel qui ont lâché le ventre.

> *R.* Calomel............................... *cinq grains.*
> Sucre................................. *cinq grains.*
> Mêlez.

Pour une poudre à donner sur-le-champ.

27. Évacuation copieuse de matières fétides, en partie liquides, en partie solides.

> Même poudre.

28. Évacuation moins abondante que celle d'hier, les fèces sont en partie liquides, en partie solides et dures, mais moins fétides ; la douleur de l'hypocondre, les éructations et la sensation d'une boule s'élevant à la bouche sont plus supportables ; il y a moins d'embarras du ventre, et la nuit a été meilleure.

> Même poudre.

29. Selle peu abondante, liquide, brune, et fétide ; il y a une légère irritation à la bouche.

> Gargarisme ordinaire.
> Supprimer le calomel.

30. Une évacuation depuis hier ; état encore plus satisfaisant du ventre et de l'estomac.

> Une livre de thé de bœuf, par jour.
> Une once et demie d'infusion de séné, pour demain matin.
> Même gargarisme.

31. Les fèces sont d'une couleur et d'une forme naturelles, mais encore fétides.

> Même dose d'infusion de séné.

1er Janvier. Selles naturelles, convalescence.

> Même infusion pour le matin.
> Portion entière.

3. Les matières sont assez dures, mais naturelles d'ailleurs.

> Trois onces d'infusion de séné, pour demain matin.

6. La convalescence se confirme.

> Une once de poudre de jalap composée, à partager en huit doses.

En prendre une tous les deux jours, le matin.

Sortie.

SECTION IV.

CHLOROSE.

Observations extraites des registres de l'Infirmerie royale.

Infirmerie royale, 28 octobre 1806.

Jane Robertson, âgée de dix-neuf ans, éprouve quelquefois une violente céphalalgie accompagnée de vertiges, un sentiment d'érosion qu'elle rapporte à l'estomac, et qui a lieu surtout après les repas, de la dypsnée, des palpitations de cœur, et des syncopes que toute commotion morale occasione; il y a de plus chez elle beaucoup d'insouciance et d'aversion pour les occupations ordinaires, de la faiblesse, particulièrement dans les extrémités inférieures, qui sont œdémateuses. Les yeux sont languissans, la peau d'une teinte jaunâtre, les chairs molles et flasques. Quatre-vingt-neuf pulsations faibles, selles et urines rares en général, langue blanchâtre, peu d'appétit; les règles commencent à paraître, mais elles sont toujours insuffisantes et précédées par des douleurs de l'hypogastre, du dos et des lombes.

On attribue à l'impression du froid cette maladie, qui dure depuis trois ans. On a fait des frictions sur les pieds et sur les jambes, et l'on a donné des laxatifs doux, mais sans beaucoup d'utilité.

> Bol de jalap composé.

29. Selle copieuse; les matières sont solides, d'une teinte lé-

gèrement grisâtre, et fétides ; quelques alimens ont été pris ; la nuit a été bonne.

> Dix-huit pilules aloëtiques.
> *En prendre trois toutes les deux heures.*
>> Une livre de thé de bœuf, par jour.
>> Thé pour le déjeuner.

30· Depuis hier, évacuation qui n'est pas très-abondante, matières dures et grumeleuses, naturelles d'ailleurs, mais fétides ; les pilules ont été prises.

>> Huit pilules d'aloés et de gomme gutte, pour le soir.
>> Pour demain matin, trois onces d'infusion de séné, mêlées avec cinq onces d'eau de graine de lin.

31. Depuis hier, selle abondante et liquide, plus naturelle, mais encore fétide ; l'infusion et les pilules ont été prises.

>> Huit pilules d'aloës et de gomme gutte, pour ce soir, et même infusion de séné, pour demain matin.

1er Novembre. Moins de mal de tête et de vertiges, œdématie des extrémités inférieures presque dissipée, figure plus animée, plus fraîche et plus naturelle ; point de syncope, appétit meilleur, langue nette ; il y a toujours des palpitations ; l'état de l'estomac, l'insouciance et la faiblesse sont toujours les mêmes.

Depuis hier, déjections copieuses, d'une couleur jaune d'or, en partie liquides, en partie solides, ayant même quelque dureté.

>> Quatre pilules d'aloés et de gomme gutte, pour ce soir.

2. Évacuation moins abondante ; les matières sont encore d'un jaune d'or, solides, et très-fétides.

>> Six pilules d'aloës et de gomme gutte, pour ce soir.
>> Une tranche de bœuf, pour le dîner.

3. Selle plus copieuse et d'une couleur plus naturelle que celle d'hier, mais semblable d'ailleurs.

4. Évacuation plus abondante que celle d'hier, matières d'une couleur naturelle, encore fétides, consistantes et moulées.

>> Huit pilules d'aloës et de gomme gutte, pour ce soir.

5. Selle moins copieuse, plus liquide, et d'une couleur plus foncée que celle d'hier.

Même nombre de pilules.

6. Évacuations abondantes de matières à peu près liquides, d'une couleur presque naturelle, et moins fétides.

    R. Eau commune...................... *deux onces.*
       Magnésie........................ *deux scrupules.*
       Teinture de jalap................. *deux gros.*

Pour une potion à donner tous les matins.
Supprimer les pilules.

7. Évacuation peu considérable, semblable d'ailleurs à celle d'hier.

    Six pilules aloëtiques, pour ce soir.
    Même potion qu'hier.

8. Selle parfaitement semblable à la dernière.

    Mêmes moyens.

9. Le mal de tête, l'état de souffrance de l'estomac, et l'œdématie des extrémités inférieures, sont entièrement dissipés ; il y a encore quelquefois des vertiges ; la dyspnée et les palpitations, qui étaient constantes auparavant, ne sont plus excitées que par des mouvemens considérables ; les forces ont beaucoup augmenté, la figure annonce plus d'énergie et de santé, l'appétit est bon, la langue nette, et les déjections semblables à celles d'hier.

Il y a eu dans la matinée, pour la première fois depuis l'admission de la malade, deux syncopes moins prolongées que celles qu'elle a eues dans d'autres temps.

    R. Vin rouge........................ *huit onces.*
       Eau commune...................... *quatre onces.*

Pour une mixture dont on donnera deux onces de temps en temps.
Supprimer les purgatifs.

11. La malade est calme, les selles sont régulières, les matières peu abondantes, dures, mais naturelles d'ailleurs.

    Trois pilules aloëtiques, pour ce soir.
    Quatre onces de vin rouge, par jour.

12. Mêmes moyens.

16. Les évacuations ont été régulières, et la malade est très-bien.

> *R.* Jalap en poudre...................... *trois gros.*
> Partagez en quinze doses.

En prendre une selon le besoin.

Sortie.

Infirmerie royale, 9 janvier 1808.

Janet Kinneard, âgée de dix-neuf ans, est fréquemment saisie d'une gastrodynie violente et subite, mais le plus communément, aussitôt après les repas. Elle a quelquefois des coliques, et souvent des maux de tête : air de langueur, pâleur extrême, langue nette, appétit médiocre, soif ardente, pouls naturel, menstrues régulières.

La malade est depuis six mois dans cet état, dont elle ignore la cause, et qui, dès le commencement, a été accompagné de constipation. Elle n'a point été traitée.

10. Il y a eu ce matin une douleur très-vive à l'épigastre; la céphalalgie est moins forte, point de selle.

> Seize pilules aloëtiques.
> *En donner quatre toutes les deux heures.*

11. Évacuation abondante; les matières en partie solides, en partie molles, et légèrement grisâtres.

> Huit pilules aloëtiques, pour ce soir.

12. Déjection abondante, moins solide, et d'une couleur plus naturelle. Il y a encore gastrodynie, mais moins de mal de tête. Le teint est meilleur, et les yeux sont plus vifs.

> Huit pilules aloëtiques.

13. Point de selle depuis hier; l'extérieur de la malade est de plus en plus satisfaisant. La gastrodynie et le mal de tête diminuent.

> Mêmes pilules.

16. Selle copieuse et molle. Convalescence.

Une demi-once de jalap en poudre, divisée en douze doses. *En donner une chaque matin.*

Sortie.

SECTION V.

HÉMATÉMÈSE.

Observations extraites des registres de l'Infirmerie royale.

Infirmerie royale, 28 avril 1805.

Jane Clarkinson, âgée de vingt-neuf ans, a toute la poitrine douloureuse, avec beaucoup d'oppression vers l'épigastre, du mal de tête, et quelque abattement. Elle dit que depuis trois ans elle vomit souvent un sang liquide et noir, dont la quantité va quelquefois à plus d'une livre; qu'elle a toujours vomi plus ou moins chaque jour, pendant cet espace de temps. Elle ne tousse presque pas maintenant, mais au début de sa maladie, elle avait une forte toux, avec beaucoup d'enrouement. Soixante-six pulsations très-faibles, langue blanchâtre, constipation habituelle, peu d'appétit, menstrues régulières.

Cette fille croit que sa maladie vient d'avoir porté des charges considérables de charbon. Elle a fait usage de quinquina en poudre avec du *porter*, sans en éprouver de soulagement.

29. Une petite quantité de sang est rejetée sans vomissement apparent. Point encore de selle.

Bol de jalap composé, avec huit grains de calomel.
Lavement laxatif pour ce soir, s'il n'y a point eu d'évacuation
auparavant.
Une ou deux livres de thé de bœuf par jour.

3o. Les douleurs de poitrine, l'oppression vers l'épigastre, le mal de tête et l'abattement sont moindres, le pouls est plus ferme, et la figure plus animée. Selle copieuse, fétide, brune r- dâtre; point de vomissement.

> Donze pilules aloëtiques.
> *En prendre trois toutes les deux heures.*
> Même lavement pour ce soir.

1er Mai. Le lavement n'a pas été donné. Deux selles assez co- pieuses; les matières sont moulées, mais encore brunes et ver- dâtres. Le sentiment de gêne vers l'épigastre, l'oppression et le mal de tête ont encore diminué. Point de vomissement.

> Bol de jalap composé, avec addition de calomel, pour ce soir.
> Une once de tartrate de potasse et de soude, dissous dans de l'eau, pour demain matin.

2. Point de vomissement, bien-être d'ailleurs; depuis ce matin, évacuation très-copieuse, et plus naturelle que les précédentes.

> Mêmes purgatifs.

3. Selle assez abondante. Les matières sont un peu sèches, mais d'une couleur plus naturelle. Convalescence.

> Quatre gros de jalap, en poudre, divisés en dix-huit doses.
> *En prendre une selon le besoin.*

Sortie.

Infirmerie royale, 11 avril 1805.

Martha Irvine, âgée de vingt-trois ans, dit que, le dimanche 27 du mois dernier, elle a été saisie d'une grande difficulté de respirer, accompagnée de douleurs aiguës dans la poitrine, et d'un sentiment de pesanteur considérable à la région de l'esto- mac; que ces accidens ont été suivis immédiatement d'un vomis- sement violent qui lui a fait rejeter une grande quantité de sang coagulé, et qu'aussitôt elle s'est sentie soulagée. Les mêmes symptômes se sont présentés de nouveau le 9 de ce mois, et elle a rejeté à peu près une livre d'un liquide qui paraissait à tous égards être du sang pur. Hier elle en a vomi presque autant, et, depuis ce dernier accident, elle s'est trouvée assez bien. Elle se plaint à présent de douleurs dans toute la poitrine, d'un sentiment de pesanteur considérable vers l'estomac, d'une toux fréquente et de quelques maux de tête passagers ; soixante-douze pulsations faibles, langue blanchâtre. D'après ce qu'on rapporte, les selles et les menstrues ont été régulières. Elle attribue sa maladie à la fatigue que lui ont occasionée des fardeaux très-pesans. Elle n'a pris aucun médicament.

12. Selon ce qui nous est dit, la toux a lieu depuis quinze jours, et il s'y est joint de la douleur vers la partie moyenne du sternum ; point encore de selle, langue nette, pouls calme et faible.

Une livre d'émulsion commune, par jour.

13. Point de selle ni de vomissement ; moins de toux. D'après des rapports ultérieurs, la douleur dont il s'agissait hier semble avoir son siége vers le scrobicule du cœur. La céphalalgie est plus intense, la malade se plaint de malaise et d'oppression ; environ quatre-vingt-dix pulsations plus fermes.

Même émulsion.

14. Il n'y a eu ni vomissement ni selle, la toux est presqu'entièrement calmée, mais il y a encore du mal de tête, et beaucoup de malaise.

Émulsion.

15. Ni selle ni vomissement, violente céphalalgie, malaise, oppression et douleur à l'épigastre ; plus de toux, pouls calme.

Lavement purgatif, point d'émulsion.

16. Il y a toujours du mal de tête et de l'oppression, mais moins de malaise et point de vomissement ; selle copieuse après le lavement.

Bol de jalap composé, avec addition de dix grains de calomel. Lavement laxatif, pour ce soir, s'il n'y a pas de selle auparavant.

17. Il y a beaucoup moins de mal de tête et d'oppression, le

teint s'améliore; évacuation très-abondante de matières consistantes et noires.

Même bol, et même lavement.

18. Évacuation semblable à celle d'hier : le lavement n'a pas été donné, l'hématémèse ne s'est point renouvelée. La malade se trouve bien.

Même bol.

19. Évacuation analogue à la dernière, mais en plus petite quantité. L'amélioration se confirme.

Douze pilules d'aloës et de coloquinte.
En prendre deux chaque jour, le soir.

Je n'ai point douté de la véracité de Martha Irvine : d'après les symptômes qu'elle présentait, j'étais convaincu de la réalité de cette hémorragie; mais je désirais que la chose fût évidemment prouvée par le vomissement de sang, afin que la pratique à laquelle j'aurais recours ensuite pût être plus solidement concluante en faveur des purgatifs dans cette maladie. Je temporisai donc pendant les quatre premiers jours; mais la malade sentant augmenter ses souffrances, la commisération me fit renoncer à ce projet; je ne pus tenir plus long-temps en réserve les moyens certains de soulagement que j'avais à ma disposition. Cinq jours après que j'en eus commencé l'emploi, la malade quitta l'hôpital parfaitement guérie.

Infirmerie royale, 6 novembre 1805.

Betty Robertson, âgée de vingt ans, éprouve un sentiment de pesanteur et beaucoup de gêne dans la poitrine et à l'épigastre, du mal de tête et un grand abattement; les yeux sont languissans, la face est pâle, et porte l'expression d'un état très-pénible; il y a quelque difficulté de respirer, mais peu ou point de toux; elle dit que, dans la nuit dernière et ce matin, elle a rejeté par le vomissement une quantité considérable de sang pur et liquide, mais d'une couleur foncée; le pouls est fréquent et souple, la langue blanchâtre ; les selles habituellement rares, et même nulles depuis quatre jours ; les menstrues sont régulières, et cette fille ne connaît pas la cause de sa maladie.

> Douze pilules aloëtiques.
> *En prendre trois toutes les trois heures.*

7. Le sentiment de gêne et de pesanteur vers l'épigastre est un peu moins intense ; le mal de tête est dissipé. Les pilules ayant été prises, il y a eu évacuation de matières dures, brunes et fétides : point de retour de l'hématémèse.

> *R.* Sulfate de magnésie...................... *cinq gros.*
> Infusion de séné......................... *deux onces.*
> Eau de graine de lin..................... *quatre onces.*
> Mêlez.
> *En prendre deux onces d'heure en heure.*

8. Par erreur, la mixture n'a point été donnée : point de selle depuis hier ; légère hématémèse ; il y a plus de gêne dans la poitrine.

> Solution purgative prescrite hier, à donner sur-le-champ.

9. La solution a été prise : point encore de selle ; il y a eu dans la nuit une hématémèse considérable, à la suite de laquelle la gêne dans la poitrine était moindre ; mais la malade sent des douleurs vers la partie inférieure du sternum.

> Dix-huit pilules aloëtiques.
> *En prendre trois toutes les trois heures.*

10. Ce matin, évacuation de matières dures, point d'hématémèse ; neuf pilules ont été prises.

> Mêmes pilules.

11. Les dix-huit pilules n'ont produit qu'une évacuation de matières dures, mais il y a moins de gêne dans la poitrine ; point d'hématémèse.

12. Forte douleur vers l'appendice xyphoïde, un peu de toux et malaise général ; pouls fréquent et petit, langue blanchâtre, point de selle ni de vomissement.

> Quatre pilules laxatives, à donner cinq fois à deux heures d'intervalle.

13. Les vingt pilules ont été prises; selle peu copieuse; environ dix onces de sang pur ont été rejetées en trois fois.

> Lavement purgatif, pour ce soir.
> *R.* Sulfate de magnésie..................... *une once.*
> Surtartrate de potasse................... *deux gros.*
> Dissolvez dans une livre d'eau.

En donner quatre onces toutes les deux heures, lorsque le lavement aura été rendu.

14. Selle liquide et peu abondante après le lavement ; ce matin, seconde évacuation d'un liquide brunâtre, dans lequel nage une grande quantité de matières dures et d'un petit volume.

> *R.* Tartrate de potasse et de soude..... *deux onces*
> Infusion de séné.................. *quatre onces.*
> Eau de graine de lin............. *une livre et demie.*
> *Pour une solution dont on prendra quatre onces d'heure en heure.*

15. La solution ayant été prise en entier, la malade a rendu en assez grande quantité, d'abord des matières liquides, brunes et fétides, contenant plusieurs portions dures, puis des matières analogues aux premières, mais d'un aspect plus naturel ; teint plus animé, point d'hématémèse.

> Même solution purgative.

16. Depuis hier, selle peu considérable sans matières dures, et plus naturelle, sous le rapport de la couleur et de l'odeur ; point d'hématémèse : la solution a été prise.

17. Depuis hier, évacuation assez abondante, d'une couleur et d'une odeur naturelles ; point d'hématémèse, convalescence.

> *R.* Rhubarbe en poudre.................. *douze grains.*
> Ipécacuanha....................... *deux grains.*
> *Pour une poudre à prendre le matin.*

19. Le ventre est libre ; la malade, qui paraît vive et gaie, n'a point vomi de sang.

20. Sortie.

SECTION VI.

HYSTÉRIE.

Observations extraites des registres de l'Infirmerie royale.

Infirmerie royale, 12 septembre 1803.

Jane Dougald, âgée de quarante-cinq ans, a été prise, il y a sept jours, d'une douleur de ventre accompagnée de borborygmes, et de la sensation d'une boule qui, en s'élevant vers la gorge, occasionerait une suffocation imminente ; ensuite elle est tombée en syncope, et y est restée quelque temps : elle a eu beaucoup d'éructations flatulentes, en reprenant connaissance ; soixante-dix pulsations environ, constipation : les menstrues ont cessé.

Bol de jalap, avec addition de calomel.

12. Évacuation de matières dures.

Même bol.

13. Selle plus liquide et plus naturelle.

14. Une demi-once de solution d'assa fœtida, trois fois par jour.

23. Les selles ont été régulières, et l'estomac est dans l'état naturel.

R. Teinture d'assa fœtida.................. *deux onces.*
En prendre quinze gouttes par jour, dans un verre d'eau.

Sortie.

Infirmerie royale, 16 mars 1805.

Jane Lawrie, âgée de dix-sept ans, est sujette à de violens mouvemens convulsifs du tronc et des extrémités. Ces convulsions durent en général cinq à dix minutes, et se répètent quelquefois plus ou moins en peu de temps, sans cause apparente. Dans l'intervalle d'un de ces accès au suivant, elle a un fort mal de tête, et des douleurs vagues dans la poitrine et dans les extrémités; cent quatre pulsations faibles, rougeur de la face, alternativement chaleur et sensation de froid à la peau; ventre peu libre, les menstrues, qui étaient supprimées depuis plus de quatre mois, se sont rétablies il y a environ huit jours. Elle a été saisie, hier en marchant, de douleurs de poitrine et de dos, de faiblesse, et de difficulté de respirer. Après avoir duré une demi-heure, ces symptômes ont été suivis d'un accès semblable à ceux dont il a été parlé. Depuis environ trois ans, la malade est sujette à des maux de tête, à des vertiges et à des douleurs d'estomac.

> Bol de jalap composé, à donner sur-le-champ.
> Quatre heures après, lavement laxatif, s'il n'y a point eu d'évacuation.

17. Évacuation de matières dures, mais naturelles d'ailleurs; langue nette, pouls calme; le mal de tête et la rougeur de la face ont toujours lieu. Depuis l'admission de la malade, il y a eu trois accès, mais ils ont été légers : la nuit a été bonne.

> Deux pilules d'aloès et de coloquinte toutes les quatre heures, jusqu'à ce qu'il y ait une selle.

18. Douze pilules ont été prises; point d'évacuation, céphalalgie moindre, un accès analogue à ceux d'hystérie, mais de courte durée.

> Lavement purgatif actuellement, et, demain matin, bol de jalap composé, avec addition de huit grains de calomel.

19. Plusieurs évacuations de matières noires et fétides après le lavement, aucune depuis le bol pris ce matin; mal de tête moindre, point de paroxysme.

> Même lavement purgatif.

20. Deux légers accès, plusieurs selles.

> Même bol, pour demain matin.

21. Point de retour des accès : la douleur au dessous du ster-

num continue, et la position horizontale l'augmente; le mal de tête est dissipé; le ventre est libre, et le pouls calme.

Vésicatoire sur la partie douloureuse.

23. Le vésicatoire a produit son effet; diminution de la douleur, point de selle ni d'accès.

Bol de jalap composé, pour demain matin.

25. Le ventre est libre; convalescence.

Dix-huit pilules d'aloës et de gomme gutte.
En prendre deux le soir, selon le besoin.

Sortie.

Infirmerie royale, 2 janvier 1806.

Isabella Black, âgée de dix-huit ans, éprouve une forte douleur vers l'appendice xyphoïde, un léger mal de tête, des nausées et un malaise extrême; elle compare cette douleur à l'effet d'une force qui rapprocherait les côtés de la poitrine l'un de l'autre. Après avoir ainsi souffert pendant un certain temps, elle est très-soulagée pour quelques minutes, mais ensuite l'angoisse, et la sensation pénible qui l'accompagnait, se renouvellent. Environ quatre-vingt pulsations pleines, langue blanchâtre, selles rares. Cette affection s'est manifestée subitement, il y a cinq heures, au moment où la malade montait un escalier en portant de l'eau; mais elle dit être depuis quelque temps sujette à des attaques semblables.

Bol de jalap composé.

3. Point encore de selle.

Potion d'huile de ricin, avec une once d'huile.
Lavement laxatif, pour le soir, s'il est nécessaire.

4. La céphalalgie, le malaise, la gastrodynie et le sentiment de resserrement à la poitrine, sont moindres; il y a eu seulement un vomissement spontané; pouls calme, langue nette, trois selles copieuses, fétides, mais naturelles d'ailleurs; nuit tranquille.

Dix-huit pilules aloëtiques.
En prendre trois toutes les trois heures, jusqu'à l'effet.

6. Entre quatre et cinq heures du matin, la gastrodynie est devenue plus intense, et il y a eu plusieurs syncopes, avec la sensation vague d'une boule qui se serait élevée à la gorge. Tous ces symptômes ont persisté dans le courant de la journée d'hier. Les pilules n'ayant point eu d'effet, on a donné la solution suivante :

> *R.* Infusion de séné.................. *quatre onces.*
> Tartrate de potasse et de soude...... *une once et demie.*
> Eau de graine de lin.............. *huit onces.*
> Mêlez.

Nuit agitée, mais aucun accident depuis le matin. Selle copieuse, brune et fétide.

> Six pilules aloëtiques.
> Demain matin, trois onces d'infusion de séné, avec six onces d'eau de graine de lin.

7. Point de selle : l'infusion n'a point été donnée, l'état de la malade est satisfaisant.

> Même infusion de séné.

8. Le ventre est libre.

> Douze pilules d'aloës et de coloquinte.
> *En prendre une ou deux au moment du coucher.*

Sortie.

Infirmerie royale, 25 janvier 1806.

Sarah Macmillan, âgée de quatorze ans, a été saisie tout à coup, le 23 de ce mois, de malaise et d'accablement. Après être restée quelque temps sans connaissance, elle a successivement pleuré, crié, puis il est survenu de violentes convulsions générales ; au bout de trois heures, elle a été plus calme et a paru s'endormir ; mais elle sanglottait et poussait des soupirs. A son réveil, elle s'est plainte de mal de tête, et d'une gêne pénible à l'épigastre ; elle a été dans le même état hier, mais des borborygmes et la sensation d'une boule à l'intérieur ont précédé le paroxysme, et pendant toute la nuit dernière, les accidens ont été presque continuels. Soixante-six pulsations, langue blanchâtre, selles assez rares, d'après ce qui est rapporté ; violent mal de tête et douleur des lombes ; les menstrues ont paru pour la première fois il y a environ dix mois, et ont été régulières ; elles ont lieu maintenant. Dans le premier paroxysme, la malade a pris une potion qui contenait du camphre, mais sans en être soulagée.

> Bol de jalap composé.
> Demain matin, trois onces d'infusion de séné.

26. Des matières dures et brunes ont été rendues en grande quantité avant qu'on donnât l'infusion de séné ; la nuit a été calme et sans paroxysme hystérique ; il y en a eu un hier, vers une heure après midi.

> Bol de jalap composé, avec addition de dix grains de calomel, pour ce soir.
> Infusion de séné, pour demain matin.

27. Il y a eu des paroxysmes hystériques violens et rapprochés, dans la soirée d'hier ; la tête est douloureuse, les yeux sont lan-guissans ; environ quatre-vingts pulsations souples ; point d'éva-cuation depuis qu'on a donné le bol et l'infusion de séné. Les pa-roxysmes ont été suivis d'une nuit tranquille ; les menstrues se soutiennent.

> Lavement purgatif.
> Dix-huit pilules aloëtiques.
> *En prendre trois toutes les trois heures.*
> Quatre heures après que les pilules auront été prises, donner de nouveau le lavement purgatif, s'il n'y a pas eu d'évacua-tions suffisantes auparavant.
> Application de quatre sangsues à chaque tempe.

28. La malade a encore du mal de tête, mais le regard est plus naturel ; pouls calme, point de paroxysme hystérique ; la nuit a été bonne et quelques alimens ont été pris. Après le lavement d'hier soir, des matières abondantes ont été rendues en plusieurs fois : les premières paraissaient dures, les secondes avaient moins de consistance, mais elles étaient moulées ; la masse totale était brune et fétide. Les pilules ont été prises, mais elles n'ont pas augmenté l'effet purgatif. Les sangsues n'ont point agi convena-blement.

> Mêmes moyens.

29. Déjection suffisante; les matières sont blanchâtres et molles, la céphalalgie est dissipée, les yeux sont vifs; il y a eu hier soir deux légers paroxysmes hystériques.

> Bol de jalap composé, avec addition de huit grains de calomel, pour ce soir.
> Pour demain matin, potion d'huile de ricin, avec douze gros d'huile.

30. Point de paroxysme hystérique; évacuation alvine copieuse avec quelques matières dures, mais naturelle d'ailleurs.

> Un gros de poudre de jalap composée, à prendre tous les matins.

1er Février. Point encore de selle; les menstrues ont cessé avant-hier.

> Quatre onces d'infusion de séné, à donner sur-le-champ.
> Quatres pilules aloëtiques, pour ce soir.
> Demain matin, poudre de jalap composée.

2. Selle assez copieuse; matières solides, moulées, et d'un aspect presque naturel; convalescence.

> Une demi-once de poudre de jalap, divisée en huit doses.
> *En prendre une tous les matins.*

3. Sortie.

SECTION VII.

CHORÉE.

Observations extraites des registres de l'Infirmerie royale.

Infirmerie royale, 2 août 1802.

William Sinclair, âgé de dix ans, a des mouvemens irréguliers et involontaires des extrémités supérieures, et quelquefois des contractions spasmodiques des muscles de la face, ce qui altère singulièrement l'expression des traits. La face est très-colorée ; la région occipitale est douloureuse, et l'articulation des sons diffi-cile. Bien qu'il ne puisse se tenir debout sans être soutenu, il a, jusqu'à certain point, la faculté de mouvoir les membres inférieurs, et, avant cette maladie, on l'a vu traîner péniblement ses jambes à la suite l'une de l'autre. Il paraît très-affaibli, le ventre est tant soit peu tendu et gonflé ; environ quatre-vingt-dix pulsations concentrées, peu d'appétit, selles régulières, mais en petite quantité. Cet état dure depuis quinze jours, et s'est agravé dans ceux qui ont immédiatement précédé l'admission. Le malade n'a pris aucun remède.

> 3. *R.* Calomel.............................. *trois grains.*
> Jalap en poudre....................... *dix grains.*
> *Pour une poudre à prendre le matin.*

5. Il y a eu hier et ce matin des selles copieuses et d'un aspect naturel ; ventre moins tendu, pouls calme, les mouvemens irré-guliers et la douleur à l'occiput continuent, mais la démarche est moins chancelante.

> Même poudre, pour demain.

6. Une selle féculente depuis le matin ; le mal de tête et les mouvemens réguliers sont à peu près les mêmes ; la démarche est encore plus ferme et plus sûre.

8. La convalescence se confirme.

> *R.* Calomel............................. *dix grains.*
> Sucre.................................. *deux scrupules.*
> Mêlez, et partagez en huit doses.
> *En prendre une chaque soir.*

Sortie.

Infirmerie royale, 12 septembre 1803.

Elizabeth Laurie, âgée de quatorze ans, a presque constamment des mouvemens involontaires du bras gauche ; les muscles de la face en exécutent d'analogues, et on l'a vue marcher en traînant la jambe gauche. L'articulation des sons est quelquefois impos-sible ; la chaleur de la peau est naturelle ; soixante-quinze pulsations, selles régulières, d'après ce qui est rapporté; la maladie, qui a commencé il y a quinze jours, a été précédée de mal de tête et d'un vomissement spontané. La malade a pris quelques médicamens dont la nature lui est inconnue.

13. Bol de jalap et de calomel.
   Lavement purgatif, ce soir, s'il n'y a pas eu d'évacuations auparavant.

14. Plusieurs selles copieuses et liées, mais fétides.
   Trois pilules aloëtiques, tous les soirs.

15. Une selle dans la soirée; mouvemens involontaires moins violens.
   Pilules aloëtiques, pour ce soir.
   Trois onces d'infusion de séné, pour demain matin.

16. Liberté du ventre, selles plus fréquentes, mais encore fétides, mouvemens plus calmes.
   Mêmes moyens.

17. Il y a plus de vigueur et de fermeté dans la démarche, les mouvemens irréguliers du bras gauche continuent; point de selle.

18. Mêmes moyens.

19. Point de selle; les mouvemens involontaires du bras gauche sont plus intenses.
   Bol de jalap et de calomel.
   Supprimer les pilules aloëtiques et l'infusion de séné.

20. Selle solide, fétide et bilieuse; le bol a été rejeté par le vomissement.
   Douze pilules aloëtiques.
   En prendre deux toutes les quatre heures.

21. Point de selle.
   Mêmes pilules.

22. Il y a eu des évacuations dans la journée d'hier; les mouvemens du bras sont plus naturels.

24. Liberté du ventre, selles solides, brunes et encore fétides; mouvemens irréguliers encore moins violens.
   Mêmes pilules.

26. Point de selle depuis le 24 ; les pilules ont été prises régulièrement.

> Lavement purgatif, pour le soir, et quatre onces d'infusion
> de séné, à donner en deux fois, demain matin.
> Supprimer les pilules aloëtiques.

27. Trois selles naturelles.

> Deux onces de poudre de jalap composée, à partager en seize
> doses.

En prendre une tous les matins.

Sortie.

Infirmerie royale, 28 décembre 1803.

Thomas Wylie, âgé de neuf ans, a constamment des mouvemens irréguliers et involontaires des extrémités supérieures et
inférieures; l'affection paraît être plus intense du côté droit que
du côté gauche, et ces mouvemens continuent pendant le sommeil. Quand le malade marche, il semble traîner ses jambes, l'une
à la suite de l'autre ; il y a aussi quelques mouvemens involontaires de la tête , des tiraillemens des muscles de la face, et quelque difficulté dans l'articulation des sons; le pouls est naturel et
le ventre libre. Ces symptômes ont lieu depuis huit jours, et
se sont manifestés d'abord du côté droit : quelques doses de calomel ont été prises.

29. Il y a eu plusieurs selles brunes et en petite quantité, depuis
l'admission.

> Bol de jalap et de calomel.

30. Une seule petite selle liée, précédée d'un vomissement; il
y a une grande soif, la langue est blanchâtre, les mouvemens involontaires ont toujours lieu, même dans le sommeil, l'appétit
est médiocre et le pouls faible.

> Bol de jalap et de calomel.
> Une livre de thé de bœuf par jour.

31. Deux selles peu abondantes, d'une couleur jaune pâle, et
d'une certaine consistance ; les mouvemens involontaires sont

moins violens, et cessent pendant le sommeil; la démarche est plus assurée.

Même bol.

1er Janvier 1804. Deux selles, dont la première est assez copieuse, et ressemble beaucoup à celles d'hier; les mouvemens involontaires sont encore moins intenses, et l'appétit est toujours médiocre.

Même bol.

2. Mouvemens involontaires encore diminués, et démarche plus assurée; deux ou trois petites selles d'une couleur pâle.

Deux pilules aloëtiques toutes les trois heures.

3. Évacuation copieuse, liée, et d'un aspect naturel; regard plus animé, teint plus naturel; les mouvemens involontaires sont presque dissipés, et l'appétit est meilleur; dix pilules ont été prises.

Mêmes pilules à donner, jusqu'à ce qu'il y ait eu encore des évacuations suffisantes.

4. Selle abondante et d'un aspect naturel; l'appétit continue de s'améliorer, et les mouvemens involontaires de se calmer.

Mêmes pilules.
Une petite tranche de bœuf pour le dîner.

7. La convalescence se confirme.

Vingt-quatre pilules aloëtiques.
En prendre une ou deux tous les soirs.

Sortie.

Infirmerie royale, 5 décembre 1804.

David Anderson, âgé de huit ans, est sujet à des mouvemens irréguliers et involontaires des muscles de la tête, des yeux, de la mâchoire inférieure, de l'abdomen, et des extrémités. Ces mouvemens surviennent par accès à deux ou trois heures d'intervalle, et durent depuis dix minutes jusqu'à une heure. Ils sont quelquefois généraux; d'autres fois, on ne les observe qu'à la tête et à la mâchoire inférieure, ce qui détermine des grincemens de dents.

12

Ils peuvent encore ne pas excéder soit un ou deux des membres supérieurs ou inférieurs, soit les muscles de l'abdomen. D'après ce qui est rapporté, ces mouvemens font quelquefois place à un état soporeux; ils n'ont pas lieu dans le sommeil, et l'enfant s'éveille communément en criant. Il est très-faible et très-maigre, et se plaint d'une douleur de ventre. Appétit, peau fraîche, cent vingt pulsations; d'après ce qu'on nous rapporte, les selles sont régulières.

L'enfant a commencé, il y a environ un mois, à sentir un malaise général, avec de légères douleurs à la gorge et à la mâchoire inférieure; il a été pris subitement, il y a huit jours à peu près, d'un accès qui, semblable à ceux dont nous avons parlé, a commencé par un cri aigu, et a duré quatre heures environ. Plusieurs autres accès du même genre ont eu lieu depuis cette époque.

On a appliqué du vinaigre sur la tête, après l'avoir rasée; on a donné un purgatif qui a produit plusieurs selles verdâtres et fétides.

> Bol de jalap et de calomel.

6. Le bol a été refusé; la mâchoire est maintenant immobile, et tout le corps est dans un état spasmodique.

> *R.* Calomel.............................. *un scrupule.*
> Sucre................................. *un gros.*
> Broyez, et partagez en douze doses.
> *En prendre une toutes les deux heures.*

7. Le trisme et le spasme ont peu duré; les mouvemens involontaires de l'abdomen et de la mâchoire inférieure continuent; le malade a rendu des matières un peu dures, mais assez copieuses, fétides et verdâtres; il a pris huit poudres et peu de nourriture.

> Mêmes poudres, à donner, jusqu'à ce qu'il y ait encore des selles.
> Une livre de thé de bœuf.
> Une livre et demie de petit-lait vineux, par jour.

8. Les mouvemens irréguliers sont les mêmes, mais le trisme et le spasme n'ont point reparu; deux petites évacuations analogues à celles d'hier; quatre-vingt-dix pulsations d'une force modérée; quatorze poudres ont été prises.

R. Teinture de jalap................. *une once et demie.*
Sirop simple..................... *six gros.*
Eau commune.................... *deux onces.*

Pour une mixture dont on donnera une demi-once d'heure en heure.

Une livre de bière (*porter*), au lieu du petit-lait vineux.

9. Selle peu copieuse, et d'une couleur brune foncée ; il y a encore quelques douleurs de ventre ; les mouvemens irréguliers sont presque les mêmes en apparence, mais moins fréquens, moins violens, et de plus courte durée, d'après ce qu'on nous rapporte. Le malade n'a pas pris plus de la moitié de la mixture, et refuse presqu'absolument toute nourriture ; la bouche ne paraît pas irritée.

Bain tiède deux ou trois fois par jour, et mêmes poudres.

10. Deux bains ont été pris et bien supportés ; il y a eu une selle assez copieuse, solide, verdâtre et fétide ; sept poudres ont été prises ; il y a de l'irritation à la bouche, et elle exhale une odeur mercurielle. Le malade a pris plus de nourriture ; les mouvemens convulsifs sont tels qu'ils étaient hier.

Bain tiède matin et soir.
Mixture avec la teinture de jalap.

11. Évacuation de matières brunes, solides, fétides et peu abondantes ; il n'y a pas eu de mouvemens irréguliers dans toute la journée d'hier, et maintenant ils ont lieu seulement dans les muscles moteurs de la tête ; le pouls est bon : le malade a pris plus de nourriture, mais il a refusé la mixture laxative.

Continuer l'emploi du bain, et supprimer la teinture de jalap.

12. Deux selles d'un aspect plus naturel, et moins fétides que les précédentes ; les mouvemens irréguliers continuent, mais sont encore moins fréquens et moins intenses ; on nous rapporte qu'un spasme analogue au tétanos est survenu, tandis que le malade était dans le bain ; il continue de se nourrir, mais refuse le thé de bœuf et le *porter*.

12.

R. Magnésie calcinée...................... *deux gros.*
Sucre.. .... *deux gros.*
Eau commune....................... *six onces.*

Pour une mixture à donner en plusieurs fois dans la journée.

Supprimer le thé de bœuf, le *porter* et le bain tiède.
Une petite tranche de bœuf pour le dîner.

13. Le malade a pris peu de la mixture, et n'a pas eu de selle ; les mouvemens irréguliers n'occupent que les muscles moteurs de la tête et de la mâchoire inférieure, et semblent être, jusqu'à certain point, soumis à la volonté.

Même mixture.

14. La mixture a été prise presque en entier ; point de selle, mouvemens irréguliers tels qu'ils étaient hier ; la bouche est toujours irritée.

Dix onces de lavement laxatif, pour ce soir.
Vésicatoire à la nuque.
R. Teinture de jalap...................... *une once.*
Eau commune. .... *une once.*
Sirop simple....................... *une demi-once.*
Donner de temps en temps une demi-once de cette mixture.
Supprimer la magnésie.

15. Évacuation copieuse et liée, d'un aspect et d'une odeur plus naturels qu'auparavant ; les mouvemens sont plus modérés et les attaques moins fréquentes, l'appétit augmente, le vésicatoire n'est pas encore levé.

16. Évacuation assez copieuse de matières dures et d'une couleur claire ; le vésicatoire n'a pas bien fait son effet ; la bouche est encore irritée ; les mouvemens irréguliers sont tels qu'ils ont été décrits en dernier lieu.

Même mixture.

17. Évacuation copieuse semblable à celle d'hier ; les mouvemens involontaires sont beaucoup moins intenses, d'après ce qu'on rapporte ; l'appétit augmente, et l'irritation de la bouche est moindre.

Même mixture.

18. La mixture a été prise; selle plus copieuse et d'une couleur plus foncée que les deux précédentes.

Même mixture.

19. Selle copieuse, solide, et d'une couleur foncée; les mouvemens continuent de se calmer, et l'appétit est de plus en plus grand.

Même mixture tous les jours.

21. Il y a eu hier une selle analogue à la précédente; aucune autre depuis.

Ajoutez à la mixture deux gros de teintnre de jalap.
Quatre onces de vin rouge.

22. Évacuation semblable à celles qui viennent d'être décrites; les mouvemens irréguliers sont encore moins fréquens et moins violens, mais on soupçonne qu'ils sont quelquefois produits à volonté; le vin est pris avec plaisir.

Continuer de donner le vin et la mixture.

24. Selle très-copieuse et d'un aspect naturel; les mouvemens irréguliers ont presqu'entièrement, sinon tout à fait, cessé; l'appétit est toujours bon, et la santé s'est fortifiée.

On continue de donner le vin et la mixture, avec six gros de teinture de jalap seulement.

25. La convalescence se confirme; selle abondante et naturelle.

27. Deux onces de teinture de jalap.
En prendre deux ou trois cuillerées à café par jour.

Sortie.

Les purgatifs ont enfin dompté cette maladie opiniâtre et prolongée, bien qu'on eût pu ne pas les croire convenables, à raison de l'extrême débilité de l'enfant. La faiblesse de mon malade et la violence des symptômes lui faisaient courir de grands dangers; mais sachant que ces remèdes étaient les seuls qui pussent le sauver, je n'hésitai pas à les employer.

Edinburgh, 2 mars 1805.

Anne Ross, âgée de dix ans, est pâle, et l'expression de sa figure annonce l'absence de toute idée : après avoir été dans un mauvais état de santé, elle a eu pendant six semaines dans les muscles du tronc et des extrémités, des mouvemens involontaires qui, de légers qu'ils étaient d'abord, sont devenus violens et irréguliers, et ne cessent pas entièrement pendant le sommeil; elle ne peut articuler les sons; ses chairs sont molles, mais sans amaigrissement, le ventre est dur et volumineux; l'appétit est plus grand qu'il ne l'était dans l'état de santé; on dit que les selles sont régulières.

> Quinze grains de pilules aloëtiques, toutes les trois heures.

3. La malade en a pris quarante-cinq grains.
Selle copieuse, solide et brune.

> Mêmes pilules.
> Nourriture légère.

4. Cinquante grains ont été pris.
Une selle consistant en beaucoup de matières dures et peu volumineuses, flottant dans un liquide brunâtre et fétide.

> Mêmes pilules.

6. Quarante grains ont été pris; une selle presque liquide, mais d'un aspect plus naturel que les précédentes; il y a toujours beaucoup d'appétit; les mouvemens involontaires ont cessé la nuit dernière, pendant le sommeil.

> *R.* Aloës. . . . . *un gros.*
> Calomel. . . . . *un scrupule.*
> Savon. . . . . *un scrupule.*
> Mucilage de gomme arabique, quantité suffisante pour vingt pilules égales.
> *En donner deux toutes les deux heures, cinq fois.*

7. Quatorze pilules ont été prises; selle copieuse, solide, brune et fétide; nuit tranquille, point de mouvemens convulsifs pendant le sommeil; ils sont plus faibles et plus réguliers ce matin.

> Donner ce qui reste des pilules prescrites hier.

8. Les six pilules ont été prises : deux selles d'une couleur brune, en partie d'une consistance molle et adhérant aux parois du vase ; les yeux sont plus languissans, et les joues plus pâles qu'à l'ordinaire ; la malade ne peut encore articuler ; nuit tranquille, bouche légèrement douloureuse, haleine exhalant une odeur mercurielle.

> *R.* Séné.................. .... *trois gros.*
> Tartrate acidule de potasse............. *un gros.*
> Extrait de réglisse..................... *un gros.*
>   Faites infuser pendant une heure, dans douze onces d'eau bouillante, et passez.
> *Donner un quart de cette infusion toutes les deux heures.*
> Un ou deux verres de vin (Porto) par jour.

9. Évacuation semblable à la dernière, mais plus copieuse ; nuit tranquille.

> *R.* Calomel................................. *six grains.*
> Jalap en poudre..................... *dix grains.*
> Sucre.............................. *dix grains.*
> Mucilage de gomme arabique, quantité suffisante pour six pilules à prendre le soir.
> *R.* Tartrate de soude..................... *une demi-once.*
> Séné. .... *deux gros.*
> Extrait de réglisse................... *un gros.*
> Eau bouillante..................... *douze onces.*
> *Pour une infusion à prendre en quatre fois, demain matin.*
> Continuer de donner le vin.

10. Les pilules ont été prises : la malade ayant vomi après la troisième dose de l'infusion, le reste n'a pas été donné, une selle liquide, fétide, d'un vert foncé, et accompagnée de beaucoup de flatuosités ; ventre moins embarrassé, regard plus expressif, joues commençant à se colorer, nuit calme, état plus satisfaisant de la bouche.

> Continuer de donner le vin, et faire prendre ce soir ce qui reste de l'infusion.

11. L'infusion n'a pas été prise, point de selle, nuit assez bonne ; il semble, d'après le rapport qui nous est fait, que la malade a été pendant quelques instans dans un état de rigidité géné-

rale, et qu'il y a eu des éclats de rire involontaires ; les mouvemens convulsifs ont parfois plus de violence ; des alimens ont été
pris.

> R. Gomme gutte.......................... *un scrupule.*
> Savon.................................. *dix grains.*
> Mucilage de gomme arabique, quantité suffisante pour huit
> pilules.
>
> *En prendre deux toutes les deux heures, et ce soir, ce qui reste*
> *de l'infusion de séné.*
> Continuer de donner le vin.

12. Les pilules ayant causé du malaise, on n'en a donné que
quatre, et l'on n'a pas fait prendre l'infusion ; l'état de la malade
est à peu près ce qu'il était hier, mais ni la rigidité, ni le rire in-
volontaire ne sont revenus ; point de selle.

> R. Teinture de jalap... .... *deux onces.*
> *En prendre une cuillerée à café dans de l'eau, d'heure en heure.*
> Continuer de donner le vin.

13. Les deux tiers de la teinture ont été pris ; une selle liquide,
plus naturelle que les précédentes, point de malaise, nuit tranquille, mouvemens moins fréquens et moins violens.

> R. Calomel........................... *six grains.*
> Jalap en poudre..................... *douze grains.*
> *Pour une poudre à prendre le soir.*
> R. Séné.............................. *trois gros.*
> Extrait de réglisse................... *un gros.*
> Faites infuser dans douze onces d'eau bouillante.
>
> *En donner un quart, d'heure en heure, demain matin.*

14. Nuit calme ; il y a plus d'agitation qu'hier ; à la troisième
dose de l'infusion, il y a eu des coliques et des vomissemens ; selle
copieuse, légèrement verdâtre, liquide et fétide.

> Même poudre.
> Donner demain matin ce qui reste de l'infusion.
> Continuer de donner le vin.

15. Selle copieuse, en partie liquide, verdâtre et très-fétide ;
quelques nausées après avoir pris l'infusion ; nuit passable ; des
alimens ont été pris.

R. Savon.............................. *un gros.*
Aloës.............................. *un gros.*
Pour trente pilules.
En prendre deux d'heure en heure.
Lavement laxatif, ce soir.
Continuer de donner le vin.

16. Nuit meilleure, évacuation peu abondante après le lave‑
ment; ce matin, selle copieuse et liée; mouvemens moins violens.

On continue de donner les pilules et le vin.
Même lavement, et deux gros de phosphate de soude, à donner
dans du thé de bœuf toutes les trois heures.

17. Les dix pilules et une once et demie de phosphate de soude
ont été prises ; le lavement n'a pu être donné en entier; une selle
peu copieuse et liée ; nuit calme; l'embarras du ventre continue,
et les mouvemens sont moins violens.

Douze grains de pilules d'aloës et de coloquinte, à prendre
toutes les trois heures.
Mêmes moyens d'ailleurs.

18. Un demi‑gros des pilules et une demi‑once de phosphate
de soude ont été pris; une plus grande partie du lavement a été
donnée; selle copieuse et liée; matières assez dures, nuit agitée,
mouvemens moins violens; articulation des sons parfois distincte,
ventre toujours embarrassé.

Mêmes moyens, et douze gouttes de teinture d'opium, pour
ce soir.

19. Un scrupule de pilules et une demi‑once de phosphate de
soude ont été pris; le lavement a été gardé pendant quelque temps;
selle copieuse semblable à celle d'hier ; sommeil dans la première
partie de la nuit, beaucoup d'agitation vers le matin; mais à onze
heures, plus de calme, et mouvemens moins violens.

Supprimer la teinture d'opium.
Mêmes moyens d'ailleurs.

20. Nuit agitée, mouvemens involontaires plus violens, mais
les yeux et le teint sont plus animés, l'embarras du ventre conti‑
nue; selle liée, d'un aspect plus naturel, mais moins abondante.

> Une once de tartrate de potasse et de soude, à donner en plu-
> sieurs fois, dans du thé de bœuf.
> Supprimer le lavement, les pilules d'aloës et de coloquinte, et
> le phosphate de soude.

21. Nuit meilleure, mouvemens plus calmes, évacuation copieuse de matières assez dures ; même embarras du ventre ; des
alimens et du vin ont été pris.

> Trois pilules d'aloës et de calomel, semblables à celles qui ont
> été prescrites le 6 du mois.
> Vin, et tartrate de potasse et de soude, à donner comme
> hier.

22. Même état, à peu de chose près.

> Mêmes moyens.

23. Nuit agitée ; mouvemens plus irréguliers et plus violens ;
selle peu abondante et peu naturelle ; l'embarras du ventre continue, le teint s'améliore, mais la malade paraît maigrir et avoir les
chairs plus flasques qu'auparavant.

> Deux pilules d'aloës et de calomel, toutes les deux heures ;
> et une once de tartrate de potasse et de soude, à donner
> dans du thé de bœuf, en plusieurs fois,

24. Nuit passable, mouvemens plus naturels ; même embarras
du ventre ; évacuation copieuse de matières en partie d'une consistance naturelle, en partie assez dures ; six pilules et le sel ont
été pris.

> Prendre trois pilules d'aloës et de calomel, trois fois, à deux
> heures de distance, et une once de tartrate de potasse et de
> soude dans du thé de bœuf, en plusieurs fois.
> Continuer le vin.

25. Nuit meilleure ; les mouvemens sont plus naturels et cessent
maintenant entièrement pendant le sommeil ; la malade articule
mieux ; l'embarras du ventre est le même ; évacuation copieuse de
matières d'un meilleur aspect, dures, et détachées les unes des
autres.

> Huit grains de pilules d'aloës et de coloquinte, toutes les deux
> heures.
> Une once de tartrate de potasse et de soude.
> Continuer le vin, et supprimer les pilules d'aloës et de calomel.

26. Nuit calme; les mouvemens involontaires et l'embarras du ventre n'ont pas varié ; soixante-dix grains des pilules et le sel ont été pris ; selle copieuse et liquide.

> Un scrupule de poudre de jalap composée, toutes les trois heures.
> Continuer le tartrate de potasse et de soude, et le vin.
> Retrancher les pilules d'aloës et de coloquinte.

27. Trois doses de la poudre et le sel ont été pris ; évacuation copieuse dont l'aspect, et, pour la première fois, la forme sont naturels ; nuit très-calme ; mouvemens involontaires moins violens qu'ils ne l'ont été jusqu'ici.

> Mêmes moyens.

28. Nuit tranquille, mouvemens encore moins violens, gaîté ; évacuation de matières abondantes, naturelles, et d'une forme convenable.

> Prendre deux scrupules de poudre de jalap composée, trois fois dans le jour, et une once et demie de tartrate de potasse et de soude dans du thé de bœuf, en plusieurs fois.
> Continuer le vin.

29. Le jalap et le sel ont été pris ; nuit tranquille ; les mouvemens sont les mêmes ; évacuation de matières naturelles, mais moins abondantes et moins liées.

> *R*. Poudre de jalap composée................ *deux gros.*
> A partager en trois doses.

En prendre une sur-le-champ, la seconde à midi, et la troisième ce soir.

> Dans la journée, six gros de tartrate de potasse et de soude, dans du thé de bœuf.
> Continuer le vin.

30. Le sommeil, les mouvemens et les évacuations ont été les mêmes ; la malade semble dépérir, elle est plus pâle, et n'articule pas mieux.

> *R*. Jalap en poudre........................ *un gros.*
> Partagez en six doses ; en donner une toutes les deux heures.
> Six gros de tartrate de potasse et de soude dans du thé de bœuf.
> Continuer le vin, mais non la poudre de jalap composée.

31. La malade a pris les médicamens, le vin et une certaine quantité d'alimens; elle est toujours pâle et faible; nuit calme, beaucoup de sommeil; mouvemens plus faibles et plus soumis à la volonté qu'auparavant; évacuation très-copieuse de matières dures en partie, et d'un aspect moins naturel que les dernières.

> *R.* Jalap en poudre.................... *un gros et demi.*
> Partagez en six doses.
> *En prendre une toutes les deux heures.*
> Mêmes moyens d'ailleurs.

1er Avril. Le sel et cinq doses de la poudre ont été pris; les yeux et le teint s'animent, les mouvemens sont encore plus soumis à la volonté.

> *R.* Jalap en poudre....................... *deux gros.*
> Partagez en six doses.
> *En prendre une quatre fois le jour.*
> Mêmes moyens d'ailleurs.

3. Le sel et cinq poudres ont été pris; selle copieuse, liée, solide et naturelle.

> Suspendre le tartrate de potasse et de soude.
> Mêmes moyens d'ailleurs.

4. Cinq poudres ont été prises; évacuation semblable à celle d'hier; nuit calme, sommeil; les mouvemens involontaires des extrémités supérieures continuent, mais ils ont peu d'étendue; ceux du tronc n'ont plus lieu; l'embarras du ventre est presque dissipé.

> Un scrupule de jalap en poudre, trois fois par jour.
> Suspendre le vin.
> Le temps étant favorable, faire prendre l'air plusieurs fois à la malade.

5. Quatre scrupules de jalap en poudre ont été pris; malaise et et léger vomissement; évacuation naturelle; l'embarras du ventre est dissipé, les mouvemens sont réguliers et volontaires; la malade articule beaucoup mieux et paraît plus vive; elle a fait quelque exercice en plein air, et y est restée long-temps exposée.

> Un scrupule de jalap en poudre, tous les matins.

9. Les yeux sont brillans, un air de vivacité se répand sur la figure; la malade articule distinctement, les mouvemens sont réguliers et volontaires; il y a tous les jours une abondante évacuation de matières moulées, solides et naturelles à tous égards.

Dix grains de jalap en poudre, à prendre tous les matins.

17. Voyant ma malade en pleine convalescence, je recommandai qu'elle fît de l'exercice en plein air, qu'elle se nourrît principalement de végétaux frais, et j'annonçai que je cessais de lui donner mes soins.

Le 8 du mois suivant (mai) je passai près de la maison qu'Anne Ross habitait, et je demandai comment elle se portait; elle travaillait dans ce moment, elle était extrêmement forte et active, et s'approcha de moi très-gaîment.

Cette maladie est celle qui s'est prolongée le plus parmi les cas de ce genre où j'ai fait usage des purgatifs, ce qu'on peut attribuer, d'une part, à l'ancienneté de l'affection, et, de l'autre, au sexe. La force et l'emploi réitéré des purgatifs que j'ai donnés prouvent que la constipation était très-opiniâtre, et la nature des selles fait voir que l'accumulation des matières était considé-rable et nuisible. Mes conseils ont été ponctuellement suivis par une mère aussi raisonnable que tendre. Je la déterminai à persévérer dans l'emploi des purgatifs, en lui assurant positivement que je devais obtenir un parfait rétablissement, tandis que la docilité de ma petite malade était entretenue par des présens appropriés à son âge.

Infirmerie royale, 24 avril 1805.

Elizabeth Webster, âgée de neuf ans, a constamment des mouvemens irréguliers et involontaires des extrémités supérieures et inférieures, mais elle paraît en éprouver moins dans le bras et la jambe gauches, que dans les membres du côté droit. Le tronc présente fréquemment aussi des mouvemens irréguliers, et il y a des grincemens de dents pendant toute la durée du sommeil, qui suspend ces mouvemens, et met l'enfant dans un état apparent de calme et de santé.

Il y a environ cinq semaines que la malade est dans cet état,

et, depuis le 2 avril, on a produit des effets variés, en faisant un
emploi régulier des purgatifs, mais on ne l'a point soulagée. Deux
dents cariées ont été extraites, et, le 22, la malade a rendu un
lombric long de dix pouces environ; elle a de l'appétit, et se
nourrit avec plaisir; le ventre est souple, et n'est point embarrassé; la faculté d'articuler les sons est entièrement suspendue.

> *R.* Calomel.................................. *un demi-gros.*
> Sucre...................................... *un gros.*
> Broyez, et partagez en dix prises.
>
> *En prendre cinq, à deux heures d'intervalle.*
>
> *R.* Tartrate de potasse et de soude......... *six gros.*
> Thé de bœuf............................. *une livre.*
>
> *Pour une solution à prendre en plusieurs fois.*

27. Selle assez peu copieuse, liquide, en partie d'un aspect
naturel, en partie d'une couleur verdâtre, et sans fétidité; la nuit
a été mauvaise, il y a eu peu de sommeil; la malade a pris les
cinq poudres, et à peu près la moitié de la dose de thé de bœuf.

> Mêmes poudres.
> *R.* Teinture de jalap....................... *trois gros.*
> Sirop.................................... *trois gros.*
> Eau commune. .... *une once.*
>
> *Pour une potion à prendre demain matin.*
> Supprimer le tartrate de potasse et de soude.

28. Trois selles d'un vert foncé et fétides, mais, au total, peu
abondantes; la nuit a été meilleure, et, ce matin, les mouvemens
involontaires s'étendent à un moindre nombre de parties, et sont
moins violens; la malade a vomi après avoir pris la première dose
de la mixture; cinq poudres ont été prises.

> *R.* Jalap en poudre......................... *un gros.*
> Sucre.................................... *un gros.*
> Broyez, et partagez en douze prises.
>
> *En prendre une toutes les deux ou trois heures.*
> Supprimer les médicamens prescrits en dernier lieu.

29. Sommeil paisible dans la nuit; la malade a rendu en dix
fois des matières abondantes, légèrement verdâtres, très-fétides,
en partie liquides, en partie composées de portions séparées les

unes des autres, et assez dures; les mouvemens convulsifs sont encore moins violens; dix poudres ont été prises sans répugnance.

Même prescription.

30. La quantité de fèces ne peut être déterminée, parce que la malade les a rendues involontairement dans le lit, mais, à tout prendre, elles ont été moins abondantes qu'hier; elles sont d'une couleur plus claire, et fétides; les mouvemens involontaires sont encore moins violens; l'appétit diminue, il y a de la soif; l'articulation des sons est encore suspendue, et la déglutition est difficile.

> Donner de temps en temps un mélange de six onces de vin rouge, avec autant d'eau.

1er Mai. Quatre évacuations de matières fétides, mais d'un aspect plus naturel, abondantes au total, et rendues involontairement; l'abdomen paraît être plus tendu, les mouvemens convulsifs sont encore moins violens; la face exprime une sorte de langueur, et l'embonpoint diminue; l'appétit est toujours médiocre; huit poudres ont été prises, et le vin flatte le goût de la malade.

> Une livre et demie de thé de bœuf par jour.
> R. Calomel............................ *trois grains.*
> Sucre................................ *trois grains.*

Pour une poudre à prendre le soir.

> Donner une dose de la poudre de jalap toutes les trois heures. Continuer le vin.

2. La poudre du soir et douze doses de jalap ont été prises; la malade semble être plus abattue, et des excoriations, dont quelques-unes ont une étendue considérable, se sont manifestées successivement depuis deux jours, sur différentes parties du corps; le pouls est faible; il y a peu de chaleur à la peau, il n'y a point eu de selle; les urines se sont écoulées à l'insu de la malade; elle a pris le vin avec plaisir, et s'est peu nourrie; la nuit a été passable, et les mouvemens involontaires sont tels qu'ils ont été décrits.

Donner en plusieurs fois un mélange de huit onces de vin
rouge, avec six onces d'eau.
Dix onces du lavement laxatif, et ensuite, injecter par l'anus,
toutes les trois heures, quatre onces de thé de bœuf.
Pansement ordinaire pour les excoriations.
Supprimer la poudre de jalap.

3. Selle assez copieuse, fétide, et d'un vert foncé, rendue avant
le lavement; après ce dernier, autre selle moins abondante; les
injections de thé de bœuf ont été gardées; la nuit a été meilleure;
la malade paraît se ranimer, ses mouvememens sont les mêmes;
elle a pris le vin avec plaisir, et avalé un peu de thé de bœuf.

> *R.* Magnésie calcinée................ *deux gros.*
> Jalap en poudre.,................... *un gros.*
> Mucilage de gomme arabique.......... *une demi-once.*
> Sirop simple....................... *une demi-once.*
> Eau de canelle..................... *une demi-once.*
> Mêlez, et ajoutez quatre onces et demie d'eau.

Donner trois fois par jour une once de cette mixture, après l'avoir
agitée.
Continuer le vin et le thé de bœuf.

4. Trois doses de la mixture ont été prises; les injections de
thé de bœuf ont été continuées et retenues; la malade a pris un
peu de thé de bœuf et de nourriture solide; le vin lui paraît
agréable; une selle assez copieuse, verdâtre et fétide, a eu lieu
dans le lit; les excoriations ont un meilleur aspect.

Mêmes moyens.

5. Quatre selles fétides, et d'une couleur verte foncée; cette
évacuation qui, prise en masse, était copieuse, a eu lieu dans le
lit; les mouvemens spasmodiques cessent parfois entièrement, et
reparaissent ensuite avec une certaine violence; nuit passable,
appétit meilleur.

Mêmes moyens.
Placer une garde auprès de la malade, pour la nuit.

6. La nuit a été bonne, les mouvemens involontaires sont les
mêmes, et les attaques sont moins rapprochées; l'appétit aug-

mente, et les excoriations sont plus disposées à guérir ; quatre selles solides, brunes et fétides, peu abondantes au total.

>R. Calomel........................... *six grains.*
>Sucre................................ *six grains.*

Pour une poudre à prendre ce soir.

>Ajoutez un gros de jalap en poudre à la mixture.
>Mêmes moyens d'ailleurs.

7. Nuit tranquille, les mouvemens convulsifs sont maintenant peu sensibles, l'appétit continue de s'améliorer, l'expression des traits est plus animée ; pouls calme, et plus ferme qu'auparavant ; les excoriations se dissipent ; évacuation d'une couleur plus claire, moins fétide et moins copieuse que celles des jours précédens ; le calomel et la mixture ont été donnés.

>Une demi-once phosphate de soude, à prendre dans six onces
>de thé de bœuf.
>Mêmes moyens d'ailleurs.

8. Mouvemens involontaires presque dissipés, appétit, nuit tranquille, point d'excrétions involontaires ; évacuations de matières abondantes en partie liquides et liées, en partie dures, verdâtres et toujours fétides ; le vin est pris avec plaisir ; le sel et la mixture ont été donnés.

>Supprimer les injections de thé de bœuf.
>Mêmes moyens d'ailleurs. .

9. Selle plus abondante, liée, d'une couleur naturelle, et moins fétide ; mouvemens irréguliers presque entièrement dissipés ; nuit calme, on a donné à la malade la mixture, le sel et la portion entière.

>Quatre onces de vin rouge, mêlées avec autant d'eau.
>Continuer les purgatifs.

10. Les mouvemens involontaires n'ont point reparu, la déglutition est libre, et la malade commence à articuler ; selles liées, d'un aspect et d'une couleur naturels.

>Continuer le vin et la mixture de magnésie, en retranchant
>la poudre de jalap.
>Supprimer le phosphate de soude.

11. Évacuations abondantes, liquides, d'une couleur verdâtre, et plus fétides que les dernières ; les excoriations sont guéries, le pouls est ferme et régulier, la chaleur naturelle de la peau s'est rétablie par degrés.

> *R.* Calomel...................................... *cinq grains.*
> Sucre.. *cinq grains.*
>
> *Pour une poudre à prendre le matin.*
> Donner encore la mixture de magnésie.

12. Selle plus copieuse et plus naturelle, la convalescence continue.

> Donner chaque matin quinze grains de jalap en poudre, mêlés avec autant de sucre.
> Supprimer la mixture de magnésie, et le vin.

14. L'évacuation d'hier et celle de ce matin sont abondantes, liquides, et sans fétidité remarquable ; le pouls est ferme et régulier, l'articulation des sons ne fait pas de progrès.

> Six grains de jalap seulement, par jour.

17. Pendant deux jours la poudre n'a pas été donnée, les évacuations continuent ; elles sont suffisamment copieuses, liquides et d'un aspect naturel ; l'appétit est bon, mais les forces et l'embonpoint reviennent lentement, l'articulation des sons est encore suspendue ; le pouls est calme, et les nuits sont bonnes.

> Supprimer la poudre de jalap.

18. Matières assez abondantes rendues en six fois, et plus fétides que celles des jours précédens ; il y a encore un embarras considérable du ventre.

> *R.* Calomel.......................... *quatre grains.*
> Jalap en poudre...................... *huit grains.*
> Sucre................................ *huit grains.*
>
> *Pour une poudre à prendre demain matin.*
> Quatre onces de vin rouge.

19. Évacuation plus copieuse et encore fétide, quelque embarras du ventre ; ce matin malaise, puis vomissement spontané de ce que l'estomac contenait ; le vin est pris avec plaisir.

> Même poudre pour demain matin, et même quantité de vin.

20. Depuis que la poudre a été prise, une évacuation assez peu copieuse a eu lieu; elle est liée, liquide et fétide; l'embarras du ventre continue; le vin est pris avec plaisir.

R. Infusion de séné..................... *deux onces.*
Extrait de réglisse.................... *un gros.*

Donner sur—le—champ ce purgatif.

Douze onces du lavement laxatif, pour ce soir.

21. L'infusion a été prise, et l'injection a été rendue sans effet; depuis hier, les évacuations prises en masse ont été copieuses, fétides, brunes et entremêlées de portions endurcies; depuis quelques jours, la malade semble pâlir et perdre de son embonpoint; elle se nourrit, et prend le vin avec plaisir; point de mouvemens involontaires.

R. Infusion de séné................ *deux onces et demie.*
Teinture de jalap.............. *trois gros.*
Extrait de réglisse. .... *un gros.*

Prendre une once de cette mixture d'heure en heure.

Six onces du lavement fétide, pour ce soir.

22. Les évacuations sont semblables à celles d'hier, pour l'aspect et pour la quantité, mais elles sont peut-être d'une couleur plus naturelle; elles contiennent quelques portions endurcies, et sont encore fétides. L'injection a été rendue au bout de cinq heures, avec beaucoup de flatuosités. Environ quatre-vingt-dix pulsations plus fermes; l'abdomen paraît moins tendu; le vin et les alimens sont pris avec plaisir.

Mêmes moyens.

23. L'évacuation est plus copieuse, fétide, et d'une couleur foncée. L'injection a été rendue au bout de quatre heures, avec des matières liées et beaucoup de flatuosités; l'embarras et la tension du ventre diminuent toujours, l'appétit est moindre, mais le vin est pris avec plaisir; environ quatre-vingt-dix pulsations faibles. La malade semble perdre de son embonpoint et de ses forces.

13.

Donner toutes les deux heures six onces de thé de bœuf en lavement.

Ce soir, bol de jalap composé.

Demain matin, même infusion de séné, avec la teinture de jalap.

Continuer le vin.

24. Évacuation moins copieuse, liquide, et fétide ; les injections de thé de bœuf ont été retenues ; le pouls est plus ferme, et la malade a pris plus de nourriture.

Lavement fétide, pour ce soir.

Demain matin, potion d'huile de ricin, vin, et injections de thé de bœuf.

25. Selle liée, accompagnée de beaucoup de flatuosités, et rendue une demi-heure après l'injection. Autre selle ce matin ; au total, les matières sont plus copieuses, liquides, et d'une couleur presque naturelle, mais fétides ; il y a toujours de l'appétit, le pouls est ferme et régulier, l'embarras du ventre est encore moins considérable ; la malade a reçu la visite d'un frère et d'une sœur, tous deux enfans, dont la présence a paru la charmer, et, d'après ce qu'on nous rapporte, elle a conversé avec eux d'une manière libre et facile ; en leur absence, elle a repris son air habituel de langueur et de taciturnité.

R. Oxide de fer noir purifié................... *six grains.*
Jalap en poudre..................... *quatre grains.*
Sucre. .... *quatre grains.*

Pour une poudre à prendre trois fois par jour, dans un véhicule quelconque.

Continuer le vin, et supprimer les injections de thé de bœuf.

28. Depuis le 25, les évacuations ont été à peu près semblables aux dernières, mais assez peu abondantes ; point de selle depuis vingt-quatre heures ; le ventre semble être plus embarrassé ; la malade est toujours faible ; elle prend les alimens et le vin avec plaisir.

Huit pilules aloëtiques.

En prendre deux toutes les deux heures.

   R. Teinture d'assa fœtida................. *deux gros.*
   Eau tiède. .... *huit onces.*

Pour un lavement à donner demain matin , s'il n'y a pas de selle auparavant.

   Supprimer la poudre d'oxide de fer, et continuer le vin.

29. Les pilules ont été prises , et il y a eu dans la nuit une évacuation copieuse de matières qui , pour la première fois , étaient moulées ; le lavement a été donné, mais sans effet jusqu'ici. L'embarras du ventre continue, vers la région épigastrique surtout ; le pouls est fréquent, souple, et assez ferme.

   Mêmes pilules, et ensuite lavement fétide.

30. Une selle peu copieuse hier dans l'après-midi , six autres depuis, dont la masse est copieuse, liée, liquide, et fétide. Le lavement a été rendu avec beaucoup de flatuosités. L'embarras du ventre continue , l'appétit est bon.

   Quatre pilules aloëtiques, ce soir.
   Demain , lavement fétide.

31. Plusieurs selles dont la masse est copieuse, liquide, liée, et sans fétidité particulière ; le ventre est moins embarrassé, l'articulation des sons est distincte , et la malade a repris de la gaîté.

   Trois pilules aloëtiques seulement, pour ce soir.

1er Juin. Plusieurs selles naturelles, l'embarras du ventre continue. L'état de la malade est satisfaisant d'ailleurs.

   2. Deux pilules aloëtiques seulement.
   Continuer le vin.

   3. Une seule pilule aloëtique, ce soir.

   4. Même pilule.

5. Embarras du ventre beaucoup moindre, selles naturelles, convalescence à tous égards.

   Une pilule aloëtique tous les deux jours, le soir.
   Supprimer le vin.

8. Selles régulières et naturelles; les forces et l'embonpoint commencent à se rétablir.

11. La convalescence se confirme.

Vingt-quatre pilules aloëtiques.
En prendre une de temps en temps , de manière à rendre les évacuations régulières.

Sortie.

Cette maladie, qui a montré autant d'opiniâtreté que celle d'Anne Ross, est en même temps un des cas où j'ai eu les plus fortes raisons de désespérer du succès. J'ai plus d'une fois perdu tout espoir, et j'en instruisais les personnes qui suivaient le traitement, afin de les préparer à me voir échouer dans mon entreprise; mais j'ai arraché la malade au danger, par la persévérance que j'ai mise dans l'emploi des seuls moyens qui pouvaient la sauver. Cet exemple convaincra tout lecteur sans préjugés, de l'utilité des purgatifs dans la chorée.

Infirmerie royale, 3 février 1806.

Elizabeth Webster, âgée de dix ans, éprouve depuis quelques jours un malaise général et de la lassitude ; hier, les muscles de ses bras ont été agités de mouvemens irréguliers et involontaires. Elle est assez pâle, le bas-ventre est volumineux et dur, et, d'après ce qu'on rapporte, les selles sont devenues depuis quelque temps irrégulières, ce qui provient d'un défaut d'attention à cet égard, par suite de la maladie de son grand-père, avec qui elle demeure depuis qu'elle est sortie de l'infirmerie, c'est-à-dire depuis le mois de juin. Elle a un très-grand appétit.

Douze pilules d'aloës et de coloquinte.
En prendre deux toutes les deux heures.
Demain matin, après les pilules, deux onces d'infusion de séné.

4. Les pilules et l'infusion ont été prises, mais point encore d'effet.

R. Tartrate de potasse et de soude......... *une demi-once.*
Teinture de séné composée............. *une demi-once.*
Eau de graine de lin................. *trois onces.*
Pour une solution.

5. Après avoir pris la solution, la malade a rendu en assez grande quantité des matières dures et grumeleuses, mais d'une couleur et d'une odeur naturelles. Le ventre est moins embarrassé.

> Pour ce soir, six grains de calomel, avec quinze grains de jalap en poudre.
> Demain matin, trois onces d'infusion de séné, avec six onces d'eau de graine de lin.

6. Une seule évacuation de matières molles, peu abondantes, et d'un aspect naturel.

7. Selle plus copieuse, formée de matières en partie liquides, en partie solides, détachées les unes des autres, et presque grumeleuses ; les fèces sont d'ailleurs d'un aspect naturel.

> *R.* Jalap en poudre..................... *un gros.*
> Sucre............................. *un demi-gros.*
> Broyez et partagez en six doses.

En prendre une toutes les trois heures.

8. Le malaise, la lassitude sont moindres, et le teint meilleur. D'après ce qu'on rapporte, la malade est plus active ; il y a moins de disposition aux mouvemens irréguliers dans le bras et dans la jambe du côté droit. L'appétit est plus naturel, les matières évacuées sont analogues à celles du jour précédent. Toutes les pilules ont été prises : il y a eu du malaise pendant quelques instans, après que la malade a eu pris la dernière.

> *R.* Eau commune...................... *cinq onces.*
> Sucre............................. *deux gros.*
> Teinture de jalap.................. *une once.*
> Pour une mixture

En prendre une once toutes les deux heures.

> Supprimer les poudres de jalap.

9. Malaise et vomissement spontané, attribués à la mixture : évacuation moins abondante et liquide.

> Supprimer la mixture, avec la teinture de jalap.

10. Point de selle. Les mouvemens involontaires paraissent dissipés.

> Trois pilules aloëtiques, pour ce soir.
> Demain matin, deux onces d'infusion de séné.

11. Selle peu copieuse, mais naturelle d'ailleurs.

> Quatre onces de vin rouge.
> Mêmes purgatifs.

12. Continuer les purgatifs.

13. Évacuation liquide, et naturelle d'ailleurs. Convalescence.

> Une demi-once de jalap en poudre, à partager en dix-huit doses.

> *En donner une quand il y a quelque apparence de constipation.*

Sortie.

Infirmerie royale, 8 avril 1811.

Nelly Parker, âgée de douze ans, a continuellement des mouvemens irréguliers et involontaires des muscles de la mâchoire inférieure, du cou, du tronc et des extrémités ; ceux de la langue sont à peu près dans le même état, bien que la malade puisse articuler assez distinctement. Lorsqu'elle marche, le spasme paraît être plus intense du côté droit que du gauche ; elle ne peut pas prendre sa nourriture elle-même. Ces mouvemens cessent pendant le sommeil, et elle s'éveille ordinairement en tressaillant. Elle ne se plaint d'aucune douleur. Le pouls est naturel : il en est de même de l'appétit et de l'état moral. Les selles sont maintenant régulières, mais il y a disposition habituelle à la constipation.

Il y a deux ans que, sans aucune maladie antérieure, on vit son bras droit exécuter des mouvemens irréguliers qui, bien que légers d'abord, devinrent bientôt plus violens. L'affection s'étendit ensuite aux muscles de la face, puis à ceux du tronc : beaucoup de médicamens et surtout de laxatifs furent employés sans qu'il en résultât un soulagement durable. On la reçut dans une des salles de clinique de l'infirmerie, vers la fin de juin 1810; elle en sortit vers la fin du mois de juillet de la même année, se trouvant beaucoup mieux, et n'ayant plus que de légers mouvemens irréguliers qui avaient lieu parfois, et dans le bras droit seulement. Ces mou-vemens devinrent plus violens et plus fréquens en février dernier ; depuis cette époque ils ont acquis par degrés l'intensité qu'ils ont maintenant. La malade a pris, il y a peu de temps, quelques pi-lules laxatives, mais sans aucun effet sensible.

9. Évacuation copieuse de matières en partie moulées, assez dures, et d'une couleur noire.

> *R.* Jalap en poudre....................... *un gros.*
> Partagez en six doses.
>
> *En prendre une d'heure en heure.*

10. Les poudres ont été données. Lorsque les deux dernières ont été prises, il y a eu du malaise et des nausées. Depuis hier, évacuation abondante. Les matières sont presqu'entièrement molles, en partie d'une couleur naturelle, en partie verdâtres et tant soit peu fétides.

> Vingt-quatre pilules aloëtiques.
> *En prendre quatre toutes les trois heures.*
> Supprimer la poudre de jalap.
> Bouillon de table pour le dîner.

11. Les pilules ont été prises, les matières ne sont pas très-abondantes, elles sont noires, moulées, mais presque molles.

> Suspendre les pilules aloëtiques.

12. Évacuations peu copieuses, et formées de matières dures.

> Douze pilules aloëtiques dans les vingt-quatre heures ; savoir :
> quatre le soir, quatre le matin, et autant à midi.

13. Matières assez abondantes, très-molles, et noires.

> Mêmes pilules.

14. Matières plus abondantes, très-fétides, et semblables d'ail-leurs à celles d'hier. Les mouvemens involontaires sont moins fréquens, et cessent quelquefois pour un court espace de temps.

> Mêmes pilules.

15. Évacuation de matières qui ne sont pas en grande quantité, mais liquides, d'une couleur grise claire, et fétides.

> Suspendre les pilules aloëtiques.

16. Les mouvemens involontaires sont encore moins violens, d'après ce qu'on rapporte. Les matières sont moins abondantes, molles et fétides, mais d'une couleur naturelle.

Mêmes pilules.

18. Depuis le 16, les pilules ont été données régulièrement ; les évacuations paraissent avoir été abondantes, et les matières qui sont mêlées aux urines semblent être liquides ; elles sont d'une fétidité particulière. On dit que la malade est plus calme, et que les mouvemens sont plus soumis à la volonté. Le teint s'améliore, et l'appétit est bon.

Mêmes pilules.

20. Les matières rendues hier étaient abondantes, moulées et en partie dures, d'une couleur presque naturelle, mais encore d'une fétidité particulière. L'évacuation d'aujourd'hui est ana-logue à cette dernière, les pilules ont été données régulièrement.

R. Carbonate de magnésie................. *deux gros.*
Eau de fontaine....................... *cinq onces.*
Esprit de canelle blanche.............. *une once.*
Pour une mixture.

En donner une once trois fois par jour, après l'avoir agitée.
Mêmes pilules.

22. Les évacuations d'hier et d'aujourd'hui sont à peu près semblables aux dernières. L'appétit est un peu moindre, et la malade semble avoir moins d'embonpoint que lors de son arrivée. Les pilules et la mixture ont été données régulièrement.

Une livre de thé de bœuf.
Trois onces de vin par jour.
Mêmes pilules et même mixture.

23. Évacuation copieuse et d'une fétidité particulière ; ma-tières grisâtres et molles. La malade a mangé avec plus de plaisir qu'auparavant.

Mêmes moyens.

25. Évacuation analogue à la dernière pour la quantité, pour la consistance et l'odeur ; l'appétit s'est rétabli, et, depuis le 18, les mouvemens involontaires sont devenus moins violens et plus

soumis à la volonté. Les médicamens ont été donnés régulièrement.

Mêmes moyens.

26. Évacuation de matières moins abondantes, molles, d'un
gris clair, et plus fétides que les dernières. La malade s'est plainte
de malaise et de soif; elle les éprouve moins à présent, mais le
ventre est plus tendu et plus embarrassé qu'à l'ordinaire; la langue
est nette, le pouls calme et le teint bon.

> *R.* Infusion de séné...................... *deux onces.*
> Teinture de séné composée............. *deux gros.*
> Pour une mixture.
> Mêmes moyens d'ailleurs.

27. Le malaise est revenu avec de fortes coliques et de légers
vomissemens; évacuation assez copieuse de matières molles, colorées en gris clair, et d'une odeur très-désagréable. Les mouvemens sont plus modérés qu'ils ne l'ont été jusqu'ici, et la pa-
role est plus distincte.

> Continuer le vin.
> Suspendre les médicamens.

28. Plus de malaise, de coliques, ni de vomissemens; évacuation moins abondante et moins fétide; les matières ont en partie
la forme ordinaire, et une couleur bilieuse plus naturelle.

> Mixture avec le carbonate de magnésie.

29. Évacuation de matières abondantes, moulées, et d'une
couleur plus naturelle. L'appétit est bon, et le teint s'est encore
amélioré.

> Même mixture.

30. Évacuation de matières plus abondantes, plus fétides, d'un
gris plus foncé, et plus molles que celles d'hier.

> Douze grains de rhubarbe en poudre, à prendre tous les
> matins.
> Même mixture.

1ᵉʳ Mai. Les matières sont en même quantité que dans l'état
sain; elles ont un aspect presque naturel, mais elles sont molles,
et n'ont qu'une légère fétidité particulière.

> Même poudre, et même mixture.

2. Matières plus abondantes qu'à l'ordinaire, n'ayant que peu ou même point de fétidité particulière, et solides, quoique non moulées.

> Mêmes moyens.

4. Les matières rendues hier sont moins abondantes, et molles; celles de ce matin sont plus copieuses, dures et fétides ; la malade s'est plainte de coliques.

> Quatre pilules aloëtiques, pour ce soir.
> Mêmes moyens d'ailleurs.

5. Matières abondantes , grumeleuses et fétides.

> Supprimer les pilules aloëtiques.
> Mêmes moyens d'ailleurs.

6. Évacuation moins abondante, matières molles et noires.

> Même poudre et même mixture.
> Donner deux onces de celle-ci pour une dose.

7. L'aspect et la quantité des matières sont presque naturels; elles sont moulées et moins fétides.

> Mêmes moyens.

8. Matières plus abondantes, molles , et d'une couleur grise.

> *R.* Rhubarbe en poudre.................... *douze grains.*
> Ipécacuanha en poudre................ *un grain.*
> *Pour une poudre à prendre tous les matins , vers onze heures.*
> Supprimer les autres moyens.

9. Matières copieuses, colorées en gris clair, molles et d'une fétidité particulière; léger malaise après que la malade a eu pris la poudre, ce matin.

> Même poudre.

10. Évacuation semblable à la dernière , un peu moins abondante seulement; moins de malaise.

> Même poudre.

11. Matières abondantes, moulées, ayant peu de fétidité particulière. Depuis le 27 avril, la volonté semble avoir encore plus

d'empire sur les mouvemens; cependant ils sont en général plus violens avant le déjeuner.

> Même poudre.

12. Matières copieuses., en grande partie moulées, et grumeleuses.

> Même poudre.

13. Évacuation de matières copieuses, molles et fétides; léger malaise après que la malade a eu pris la poudre.

> Même poudre.

14. Point de malaise, évacuation analogue à la dernière.

> Même poudre.

15. Matières molles, encore fétides, et en quantité médiocre.

> Même poudre.

16. Les fèces ne sont pas très-abondantes; elles sont molles et presque liquides. Vomissement spontané depuis ce matin.

> Supprimer la poudre.

17. Matières molles en grande partie, brunes et fétides; l'abdomen, qui avait auparavant son volume naturel, offre une tension insolite ce matin. L'appétit est toujours bon.

18. Matières molles, brunes, et rendues en quantité médiocre, mais ayant moins de fétidité particulière. La tension insolite du ventre est dissipée.

19. Matières moulées, et naturelles sous les autres rapports. Les progrès de l'amélioration, relativement aux mouvemens involontaires, ont été considérables dans les quinze derniers jours. Au rapport du père, qui n'a pas vu la malade depuis son entrée à l'infirmerie, cette amélioration est sensible.

20. Un peu moins d'appétit depuis deux jours, évacuation naturelle pour la quantité. Les fèces sont presque dures et brunes.

> *R.* Rhubarbe en poudre...................... *six grains.*
> Ipécacuanha. .... *un grain.*
> *Pour une poudre à prendre le matin, à onze heures.*

21. Matières plus copieuses, d'une fétidité particulière, formées de portions détachées les unes des autres, et assez dures.

Même poudre.

23. L'évacuation d'hier et celle d'aujourd'hui ont été assez copieuses ; les matières de la première étaient molles et liées, celles de la seconde avaient plus de consistance et une forme convenable ; elles ont toutes deux une fétidité particulière. La malade s'est plainte aujourd'hui d'une violente céphalalgie et de malaise.

Douze pilules aloëtiques.
En prendre trois toutes les deux heures.
Supprimer la poudre.

24. Évacuation copieuse de matières grumeleuses et fétides.

Mêmes pilules.

25. Matières moins abondantes, molles et encore fétides.

Mêmes pilules.

26. Matières abondantes, molles, brunes et fétides. Il y a de la soif et un peu moins d'appétit ; la nuit a été orageuse.

Supprimer les pilules aloëtiques.

27. Soif dissipée, nuit tranquille, matières abondantes, en partie molles, en partie moulées.

Un gros de fleur de soufre lavée, à donner tous les matins dans deux onces de lait de vache.

28. Matières naturelles, pour la consistance et pour la quantité.

Même dose de soufre.

30. Depuis le 28, les évacuations ont été en quantité presque naturelle ; les matières rendues depuis hier sont liées et d'une fétidité particulière.

Un demi-gros de soufre sublimé.

2 Juin. Depuis le dernier rapport, les matières rendues chaque jour ont été abondantes, liées et d'une couleur claire ; mais on ne peut savoir quelle est leur fétidité particulière, à cause de l'odeur du gaz hydrogène sulfuré.

Même dose de soufre.

5. Les fèces évacuées chaque jour sont, à peu de chose près, semblables à celles qui ont été décrites en dernier lieu, mais celles d'aujourd'hui sont en partie grumeleuses.

    R. Séné. . . . . *un gros.*
        Tartrate de potasse et de soude. . . . . *cinq gros.*
        Extrait de réglisse. . . . . *un gros.*
        Eau bouillante. . . . . *six onces.*
  Pour une infusion à prendre demain matin.
    Supprimer le soufre.

6. Matières très-abondantes, et presque liquides.

    Même infusion.

7. Les fèces sont presque solides, brunes et fétides ; il y a beaucoup de colique et de malaise ; l'abdomen est tantôt plus volumineux, tantôt plus flasque, et mou. La malade se nourrit.

    Deux pilules aloëtiques pour ce soir, et la même infusion pour demain matin.

8. Il n'y a eu ni coliques ni malaise ; l'évacuation est abondante ; une petite partie des matières est grumeleuse ; presque toute leur masse est molle. Elles sont d'une couleur et d'une odeur plus naturelles que les dernières.

    Même prescription.

9. A quelques légères exceptions près, l'amélioration a fait des progrès assez uniformes. La malade dirige maintenant d'une manière absolue les contractions des muscles qui étaient dans un état spasmodique. Il y a eu ce matin du malaise et des vomissemens. La quantité de matières n'est pas très-grande ; elles sont grumeleuses. L'appétit est bon.

    Douze grains de jalap en poudre, à donner le matin, à midi, et le soir.
    Supprimer les pilules aloëtiques, et l'infusion de séné.

11. La première dose de poudre ayant occasioné du malaise, on en a discontinué l'emploi jusqu'à ce jour. Évacuation abondante et naturelle.

    Huit grains de jalap en poudre, à donner à midi.

14. Les mouvemens irréguliers se sont calmés par degrés depuis le rapport du 9, et maintenant, on n'en observe presque plus. L'appétit et le teint sont naturels; les matières le sont également. Elles sont un peu trop abondantes, et molles.

Quatre grains de jalap en poudre, à donner une fois le jour.

18. Les selles sont toujours régulières. Les mouvemens irréguliers se répètent quelquefois, mais s'étendent peu.

R. Jalap en poudre...................... *deux gros.*
Partagez en dix-huit doses.
En donner une lorsqu'il y a quelque disposition à la constipation.
On prescrit un exercice modéré, pris en plein air.

La malade sort de l'hôpital, éprouvant du soulagement.

Je vis Nelly Parker environ six semaines après qu'elle eut quitté l'infirmerie. Son extérieur, qui annonçait une santé parfaite, aurait pu m'autoriser à m'attribuer le mérite d'une cure complète, même à l'époque où elle cessa de recevoir directement mes soins; mais je ne voulais pas, en paraissant trop compter sur le succès, affaiblir le témoignage que ce cas fournissait en faveur de l'efficacité des purgatifs dans la chorée prolongée. Je recommandai à sa mère, qui l'accompagnait dans cette visite, de faire beaucoup d'attention à la régularité des évacuations alvines, et de l'entretenir par des médicamens quand cela serait nécessaire; insistant beaucoup sur l'importance de ce soin pour le bien-être de sa fille, dans l'avenir.

Infirmerie royale, 9 novembre 1806.

Georges Begbie, âgé de sept ans, a de violens mouvemens irréguliers des extrémités supérieures et inférieures, mais surtout de celles du côté droit. Il ne peut faire quelques pas sans s'exposer à tomber, et traîne la jambe gauche en marchant. La tête est souvent inclinée d'un côté ou de l'autre, et les traits du visage sont parfois dans un état de distorsion considérable. Le malade rit et pleure alternativement, et l'on dit que, depuis trois jours, il lui est entièrement impossible d'articuler, mais il parait comprendre ce qu'on lui dit.

Ces mouvemens convulsifs se sont manifestés à un léger degré il y a cinq semaines environ, et ils ont acquis peu à peu leur intensité actuelle.

Quatre-vingt-seize pulsations, langue nette; contre l'ordinaire, les selles ont été rares pendant la dernière quinzaine; l'appétit et le sommeil sont bons. Le malade a pris une dose d'infusion de séné, mais on n'a point examiné les fèces.

Deux onces d'infusion de séné.

10. Les mouvemens ont été suspendus pendant le sommeil. Il n'y a ni embarras ni tension du ventre; l'évacuation est assez copieuse; les matières sont molles, et ont une fétidité particulière.

Huit pilules aloëtiques.
En donner deux d'heure en heure.

11. Quatre pilules seulement ont été prises; les matières sont d'une couleur et en quantité naturelles, fétides, et d'une consistance molle.

Mêmes pilules.

12. Évacuation plus copieuse; les fèces sont d'une couleur naturelle, encore fétides, et d'une consistance molle. Les pilules ont été prises avec répugnance.

R. Aloës en poudre........................ *huit grains.*
Sirop.................................. *un scrupule.*
A prendre ce soir.
Bouillon pour le dîner.

13. Évacuation copieuse; matières semblables à celles d'hier.

Même prescription.

14. Le sirop a été pris; les matières sont un peu moins copieuses, d'une couleur naturelle, grumeleuses et encore fétides.

Même prescription.

15. Évacuation plus copieuse que les premières. Les matières

sont plus grumeleuses, d'une couleur plus claire, et encore d'une fétidité particulière.

Même prescription.

16. Matières analogues à celles d'hier, mais plus liquides.

Même dose de sirop, avec quatre grains d'aloës seulement.

17. Matières encore plus grumeleuses, d'une couleur naturelle, mais toujours d'une fétidité particulière.

Même prescription.

18. Matières moins copieuses, moins grumeleuses; d'une couleur plus pâle que celle d'hier, et moins fétides.

Même prescription.

19. Les fèces ont encore une couleur pâle; elles sont plus grumeleuses et plus fétides que celles d'hier.

Même prescription.

20. Matières abondantes, fétides, plus molles, et d'une couleur jaune plus éclatante.

Même prescription.

21. Fèces en quantité naturelle, tant soit peu grumeleuses, d'une couleur pâle, et d'une fétidité particulière.

Supprimer le sirop avec l'aloës.

22. Évacuation assez copieuse, matières analogues à celles d'hier.

Deux grains d'aloës en poudre, dans un gros de sirop.

23. Les mouvemens sont en général plus soumis à la volonté. Le malade peut parcourir un long espace en marchant, sans s'exposer à tomber. Il articule mieux; l'expression de sa physionomie et son teint s'animent. Il ne lui arrive plus de rire et de pleurer alternativement. La langue est un peu chargée; l'appétit est bon.

Matières copieuses et un peu grumeleuses.

Même prescription.

24. Fèces copieuses, analogues à celles d'hier.

Même prescription.

25. Évacuation copieuse de matières grumeleuses.

Même prescription.

26. Matières abondantes, analogues à celles d'hier.

Même prescription.

28. Les fèces ont été copieuses, d'un vert clair, et fétides. Il y a eu un peu de toux.

Suspendre l'aloës.

29. La toux se calme.

Même dose d'aloës.

3o. Fèces abondantes et un peu grumeleuses.

Même prescription.

1er Décembre. Matières copieuses et plus grumeleuses.

Même prescription.

3. Matières plus copieuses, même plus grumeleuses, et d'une fétidité particulière ; langue encore un peu chargée.

Même prescription.

4. Fèces moins grumeleuses, molles, et d'une couleur naturelle. Les mouvemens involontaires ont presque entièrement cessé ; la démarche est assurée, l'appétit est bon, et le malade mange sans qu'on l'aide. Il est plus vif, et paraît jouir d'une meilleure santé.

Suspendre l'aloës.

5. Évacuation copieuse de matières molles, d'une couleur bilieuse naturelle, et peu fétides.

6. Les fèces sont moins abondantes, grumeleuses, et d'un vert clair. Le malade articule distinctement.

Même dose d'aloës.

7. Matières copièuses, grumeleuses et fétides.

Continuer l'aloës.

8. Matières semblables à celles d'hier.

Trois grains d'aloës dans du sirop, matin et soir.

10. Fèces moins abondantes, molles et d'une couleur naturelle.

Suspendre l'aloès.

11. Matières moulées, en quantité suffisante, et naturelles d'ailleurs.

12. Matières abondantes, moulées et d'une couleur naturelle.

13. Matières copieuses, moulées, et d'une couleur blanchâtre.

Six grains d'aloès en poudre, dans du sirop.

15. Fèces copieuses, moulées et d'une couleur naturelle, mais fétides.

Même prescription.

16. Matières moins copieuses, et molles.

Trois grains d'aloès dans du sirop, pour ce soir.

17. Matières en quantité médiocre, molles et d'une couleur bilieuse.

Même prescription pour tous les jours.

20. Selles régulières, convalescence à tous égards.

Un gros de rhubarbe en poudre, partagé en six doses.
En prendre une de deux jours l'un, le matin.

Sortie.

Cette observation fait voir avec quelle persévérance on doit donner les purgatifs lorsqu'on traite la chorée. Si le lecteur la rapproche de celles qui la précèdent dans cette section de l'appendice, il peut reconnaître, à l'emploi des divers purgatifs dans celles-ci, les doutes qui se présentaient en foule à mon esprit quand je commençai à m'écarter des opinions reçues, et dans l'autre, cette pratique conforme et régulière, fruit de la confiance que l'expérience inspire.

~~~~~~

SECTION VIII.

TÉTANOS.

Observations extraites des registres de l'Infirmerie royale.

Infirmerie royale, 27 août 1805.

David M'Kenzie, âgé de soixante-six ans, éprouve de très-fortes douleurs dans les jambes, les cuisses, les bras, et vers l'appendice xyphoïde. Les muscles des jambes et des cuisses sont durs, contractés, et fréquemment agités par des mouvemens vio-lens, irréguliers et involontaires. Ces mouvemens ont aussi lieu quelquefois dans les muscles du thorax et de l'abdomen, avec une vive douleur et un sentiment de suffocation. Il y a des momens où la déglutition est difficile. Quatre-vingt-dix pulsations faibles et dures, face très-grippée, langue sale, diarrhée accompagnée de coliques ; le malade ne peut articuler que lentement et à voix basse. Il dit que dans la nuit précédente, vers minuit, de vives douleurs des jambes l'ont éveillé. Ces parties étaient fléchies, et il ne pouvait les étendre. Une heure après environ, les douleurs sont devenues plus supportables, et il a pu faire quelques mouve-mens des jambes ; mais ensuite les douleurs et le spasme se sont renouvelés à chaque demi-heure.

Lavement anodin, avec addition de quatre-vingts gouttes de teinture d'opium.

28. Le malade a été saisi cette nuit d'un spasme très-violent. Les muscles des jambes se contractaient avec beaucoup de force, et les cuisses étaient fléchies sur le ventre. Le malade ne pouvait ni parler ni faire aucun mouvement. Le lavement qu'on a donné il y a environ deux heures, n'a été gardé que deux minutes seulement
~~~~~~

R. Camphre.......................... *dix grains.*
Sucre............................... *deux gros.*
  Broyez, et ajoutez :
Mucilage de gomme arabique.......... *un demi-gros.*
Eau commune....................... *une once.*
  Pour une potion.

28 Après midi. Après que la potion a été prise, il y a eu du calme et un peu de sommeil. Le spasme des extrémités inférieures est revenu, mais sans violence. Le malade sent encore de la douleur vers l'appendice xyphoïde. Il a une soif ardente, la diarrhée continue, et il n'a rendu que quatre onces d'urine depuis son entrée.

Même potion, avec le camphre.
R. Tartrate de potasse et de soude......... *six gros.*
Infusion de séné.................... *deux onces.*
Eau commune....................... *six onces.*
  Pour une solution.
Huit onces de vin rouge.

29. Peu d'urine, et diarrhée abondante, selles peu copieuses, blanchâtres et fétides. Après qu'on a eu donné le purgatif, une grande quantité de fèces a été rendue. Elles sont liquides, d'une couleur verdâtre et grisâtre mélangée, d'une odeur tant soit peu acide, qu'accompagne une fétidité particulière.

Deux potions avec le camphre ont été prises, et l'on a donné le vin. Le pouls est moins dur, les crampes des extrémités inférieures se répètent parfois depuis ce matin, mais les contractions involontaires dans d'autres parties ont cessé. Le teint est meilleur; il y a eu quelque sommeil.

Même solution purgative, et, quatre heures après, lavement purgatif. Lorsque l'évacuation aura eu lieu, potion avec quarante gouttes de teinture d'opium.
Deux livres de thé de bœuf.
Même quantité de vin.
Supprimer la potion avec le camphre.

30. Le lavement a été rendu promptement; évacuation de matières copieuses, liquides, d'un vert foncé, d'une fétidité très-forte, et particulière. La douleur de l'épigastre est dissipée. Il n'y

a eu que deux légères attaques de spasme des extrémités inférieures, dans la nuit; langue nette et humide, pouls faible, embarras particulier et tension générale du ventre; le vin a été pris
avec plaisir, et la nuit a été bonne.

> Douze pilules aloëtiques : en prendre trois toutes les deux
> heures, et le lavement laxatif ensuite, s'il n'y a pas eu
> d'évacuation auparavant.
> Vin, et potion anodine.

31. Les pilules et le lavement ont été donnés. Évacuation liée,
moins copieuse et moins fétide que celle d'hier. Matières en partie
liquides, en partie fort dures. L'embarras et la tension du ventre
sont dissipés ; il y a eu quelque spasme dans les extrémités inférieures, mais pendant peu de temps. La peau semble se refroidir ;
il y a eu de l'assoupissement, et de la douleur vers le front.

> Fomenter pendant une demi-heure les extrémités inférieures,
> toutes les trois heures.
> Thé de bœuf, et vin.
> Supprimer la potion anodine.

1er Septembre. Évacuation liquide, d'un aspect plus naturel, et
sans odeur fétide; une seule attaque légère de spasme ; peau
chaude, pouls plus fort; état douloureux des yeux; mal de tête et
assoupissement dissipés.

> Laver les yeux de temps en temps avec une solution de sulfate
> de zinc.
> Demain matin, deux gros de poudre de jalap composée.
> Continuer le vin.

2. La douleur et l'inflammation des yeux sont moindres; il y a
eu de légères crampes de courte durée dans les extrémités inférieures; le teint est plus naturel et plus animé; l'appétit s'améliore ; point de selle.

> Même poudre de jalap, et, s'il est nécessaire, lavement laxa-
> tif ce soir.
> Même quantité de vin.

3. Nuit assez bonne. Il y a eu des crampes plus fortes et de plus
longue durée dans les extrémités inférieures; évacuation de matières dures, verdâtres et fétides après le lavement, lorsque les

accidens ont été moins graves. Le malade parait plus abattu, mais le pouls conserve sa force, la peau est chaude, et la langue nette. L'appétit diminue.

> Six onces d'infusion de séné.
> *En donner une once d'heure en heure.*
> Lavement laxatif, quand l'infusion aura été prise.
> Même quantité de vin.

4. Il n'y a point eu de spasmes ; le malade a pris plus de nourriture, les yeux sont dans l'état sain, et le teint s'améliore. Évacuation copieuse et plus naturelle que les précédentes, lorsqu'on a eu donné l'infusion et le lavement. Il y a des coliques.

> *R.* Mucilage de gomme arabique.......... *une demi-once.*
> Magnésie........................ *deux gros.*
> Jalap en poudre................... *un gros.*
> Mêlez, et ajoutez six onces d'eau.
> *Donner une once de cette mixture, toutes les deux ou trois heures, après l'avoir agitée.*
> Une livre de vin rouge, par jour.

5. Évacuation abondante, liquide et naturelle. Il y a toujours des coliques.

> Même dose de mixture, toutes les quatre heures.
> Une pilule thébaïque, ce soir.
> Même quantité de vin.

7. Les coliques sont dissipées; il n'y a point eu de spasmes. Évacuation naturelle et copieuse ; appétit.

> Supprimer les médicamens et le vin.

9. Le ventre est libre.

> Trois onces d'eau de chaux, quatre fois par jour.

13. Selles régulières.
Sortie.

Le camphre ne fut administré qu'accidentellement dans le commencement de cette maladie, et j'en abandonnai promptement l'emploi. Je prescrivis le laudanum par condescendance pour l'usage ordinaire ; mais la note du 1er septembre prouve qu'il n'eut aucun effet salutaire. En donnant une petite quantité de vin, j'avais égard à l'état de faiblesse et d'épuisement qui accompagnait les souffrances de ce malheureux. Ce moyen ne me parait avoir contribué en aucune manière au rétablissement, et je crois pouvoir l'attribuer uniquement aux purgatifs.

Infirmerie royale, 2 novembre 1806.

Alexandre Buller, âgé de trente-cinq ans, a été saisi deux fois dans la nuit, et une fois ce matin, d'un violent spasme des muscles du thorax et des extrémités inférieures, pendant la durée duquel il ne pouvait ni parler ni faire aucun mouvement, et respirait très-difficilement. Les muscles des extrémités faisaient au toucher l'effet de cordes tendues qui auraient eu de petits nœuds dans certaines portions de leur longueur. Il y avait aussi, vers l'appendice xyphoïde, deux tumeurs évidemment formées par la contraction des muscles. Ces tumeurs étaient passagères, mais reparaissaient fréquemment dans l'espace de cinq ou six minutes. Le spasme des extrémités était stationnaire pendant ce temps; le malade éprouve dans les bras et les épaules une douleur constante qui l'empêche de mouvoir ces parties, et à la suite de chaque crampe, il a eu beaucoup d'éructations flatulentes. Pouls fréquent et serré, langue sale, constipation opiniâtre.

Cet homme a passé un mois environ dans l'hôpital pour une légère affection vénérienne, qu'on a combattue par des frictions mercurielles. Les ulcères sont guéris, l'irritation dont la bouche était le siége a complétement cessé.

Comme le malade s'est plaint de constipation, un gros de poudre de jalap composée lui a été prescrit hier avant les accidens qui viennent d'être décrits, et dans la nuit, trois évacuations de matières fétides, brunes et très-dures, ont eu lieu.

> *R.* Infusion de séné....................... *cinq onces.*
> Teinture de séné composée............... *une once.*
> Eau de graine de lin................... *six onces.*
> Pour une mixture.

En donner trois onces d'heure en heure, jusqu'à l'effet; et, le soir, si les intestins ne sont pas entièrement débarrassés, lavement purgatif.

2. Il y a eu de légères douleurs dans la poitrine avec l'état de la respiration qui a été décrit, et dans l'extrémité inférieure gauche; point de spasme d'ailleurs. La douleur de l'extrémité supérieure continue, et depuis hier, le poignet gauche est tuméfié. Le pouls est fréquent et plein ; après avoir pris l'infusion, le malade a rendu des matières copieuses, dures, et d'une couleur claire; après le lavement, autre selle liquide et brune.

> *R.* Potion d'huile de ricin, avec une once d'huile.
> Teinture de séné composée................ *une once.*
> Pour une mixture à donner sur-le-champ.
> Lavement purgatif pour ce soir, s'il est nécessaire.
> Application de quatre sangsues à la partie douloureuse.

4. Il n'y a point eu de spasme; moins de douleur au poignet, langue nette, pouls calme, évacuation abondante; le malade n'a presque pas pris de nourriture.

> Une livre de thé de bœuf.
> Deux ou trois livres de petite bière.

5. Il y a eu hier soir des spasmes accompagnés d'oppression et d'une sensation pénible dans tous les muscles de l'abdomen. Cette attaque n'a duré que quelques minutes, mais a été suivie d'un malaise et d'un accablement prolongés. La douleur du poignet gauche est dissipée. Il en est survenu d'autres dans le bras et le poignet droits. Pouls calme, selle brune dans la soirée.

> Douze pilules d'aloës et de coloquinte.
> *En prendre trois toutes les deux heures.*
> *R.* Infusion de séné.................... *quatre onces.*
> Eau de graine de lin.............. *six onces.*
> *Donner cette mixture en deux fois, quand les pilules auront été prises.*

6. La douleur et la tuméfaction du poignet droit continuent ; il n'y a point eu de spasmes; environ soixante-dix pulsations souples. Évacuation copieuse, liquide et fétide ; nuit agitée.

> Application de quatre sangsues à la partie douloureuse.
> Potion anodine, pour ce soir.
> Demain matin, potion d'huile de ricin, avec une once d'huile, et une demi-once de teinture de séné composée.

7. Moins de douleur au poignet, point de crampes, nuit plus calme, soif plus supportable, pouls souple, évacuation peu abondante, fétide, et d'une couleur grise.

> Douze pilules aloëtiques.
> *En prendre trois toutes les trois heures.*

8. Soif encore moindre, appétit meilleur, nuit tranquille, point de crampes, évacuation plus copieuse que les précédentes. Matières en partie liquides, en partie plus consistantes qu'à l'ordinaire, fétides, et d'une couleur grise; douze pilules ont été prises.

> Prendre tous les matins deux scrupules de poudre de jalap composée.
> Même potion avec l'huile de ricin.

9. La convalescence continue ; évacuation assez copieuse, peu colorée, et fétide.

> Même poudre.

10. Trois évacuations copieuses, d'un aspect et d'une consistance presque naturels, et moins fétides que les précédentes. Calme général, appétit.

> Un demi-gros de poudre de jalap composée, tous les matins.
> Portion entière.

13. Selles régulières et naturelles.

> Un morceau de bœuf chaque jour.

14. Ventre assez libre, selles naturelles.
Les forces et l'appétit augmentent beaucoup.

> Douze onces d'eau de chaux, à donner en plusieurs fois.

17. Selles régulières.
19. Sortie.

Si les symptômes de cette maladie ne sont pas exactement ceux du tétanos, ils dénotent certainement une affection à peu près semblable, et si le mercure calme les spasmes tétaniques les plus intenses, il doit paraître singulier qu'il n'en ait pas préservé un malade qui venait de faire un traitement mercuriel complet.

Infirmerie royale, 10 mai 1812.

John Lasplie, soldat, âgé de vingt ans, a les muscles de la nuque, du dos, de la machoire inférieure, de l'abdomen et des extrémités inférieures, dans un état de spasme considérable; il y a opisthotonos, trismus; la déglutition est tant soit peu difficile, les membres sont étendus et roides. L'abdomen est dur au toucher, et lorsqu'on le presse, le malade sent du malaise. Il dit avoir constamment à la partie inférieure du sternum une douleur qui se communique au dos, et qui acquiert une grande violence toutes les deux ou trois minutes, ainsi que les autres spasmes, et particulièrement ceux des muscles de la nuque et de la machoire inférieure. Ces accidens se renouvellent quand le malade veut avaler ou faire quelque mouvement, et souvent sans cause connue. Il n'y a point de spasmes dans les extrémités supérieures; le malade peut articuler distinctement, et la respiration est naturelle. Chaleur et moiteur à la peau, pouls fréquent, plein et souple; soif ardente, point d'évacuations depuis quatre jours. Le 7 du mois, après avoir éprouvé pendant deux jours de la gêne à la partie inférieure du sternum, il commença à sentir de la roideur dans les muscles du cou et de la machoire inférieure. Cet état s'est aggravé de plus en plus. Depuis ce matin, les spasmes se sont étendus aux autres muscles, et les mâchoires sont fortement rapprochées l'une de l'autre.

Ce jeune homme a fait dernièrement des marches très-fatigantes par un temps de pluie, et il a pris avec excès des liqueurs spiritueuses pendant plusieurs jours avant l'attaque du spasme. Il a été saigné ce matin, ce qui ne l'a point soulagé. Il a pris une potion dans laquelle on croit qu'il y avait de la poudre de jalap composée, et qui n'a produit aucun effet sensible.

R. Eau commune...................... *une livre et demie.*
Teinture d'assa fœtida.............. *deux gros.*
Pour un lavement à donner sur-le-champ.

R. Infusion de séné................... *trois onces.*
Sulfate de magnésie............... *une once.*
Eau de graine de lin.............. *six onces.*
Pour une solution.

En donner trois onces d'heure en heure, jusqu'à ce qu'il y ait eu des évacuations suffisantes.

11. Le lavement a été gardé pendant une heure et demie environ, et, peu après minuit, une évacuation de matières molles et brunes a eu lieu. La solution a été donnée alors; le malade en a pris la dernière dose vers quatre heures du matin, et depuis sept heures, il y a eu deux évacuations. La première était analogue, pour l'aspect et pour la quantité, à celle qui vient d'être décrite. Les matières de la seconde étaient moins abondantes, plus consistantes, et d'un aspect plus naturel. Les attaques de spasme ont été plus fréquentes, mais moins fortes, à l'exception d'une, dans laquelle on a eu de la peine à contenir le malade, qui a été jeté hors de son lit, et parait s'être mordu la langue. Il dit avoir moins de douleur vers l'appendice xyphoïde, dans le ventre et dans les extrémités. Le pouls est toujours fréquent et plein. Une petite quantité de lait a été prise.

R. Infusion de séné.................... *douze onces.*
Sulfate de magnésie................ *une once et demie.*
Surtartrate de potasse.............. *deux gros.*
Pour une solution.

En donner deux onces autant de fois que l'estomac le supportera.
Deux livres de thé de bœuf.

12. Environ quatre-vingt-dix pulsations souples, peau chaude et moite. Les spasmes reviennent, mais à de plus longs intervalles, et avec encore moins de force. Le malade dit qu'il souffre en général beaucoup moins, et il a eu un peu de sommeil. Les mouvemens de la mâchoire inférieure sont un peu plus libres. Les idées sont plus suivies et plus calmes. La solution et le thé de bœuf ont été pris. Les évacuations ont été assez abondantes, les fèces sont liquides et d'une fétidité particulière.

Quatre livres de thé de bœuf.
Potion d'huile de ricin, avec une once d'huile, à donner sur-
le-champ, et le soir.
Diète lactée.

13. Nuit tranquille relativement aux autres, mais très-peu de sommeil. Le malade a été pris, il y a quelques minutes, d'une forte attaque de spasme qui dure encore. Il a pris assez facilement le thé de bœuf et le lait. Les deux potions, à la seconde desquelles on

avait ajouté une demi-once de teinture de séné composée, n'ont pas encore produit d'effet.

> Lavement laxatif, et bol de jalap composé, avec dix grains de calomel.
>
> Deux heures après avoir donné ce bol, faire prendre trois onces d'infusion de séné, d'heure en heure, jusqu'à l'effet.

14. Le paroxysme d'hier a peu duré. Il y en a eu deux autres, l'un dans l'après-midi, l'autre vers trois heures du matin; ils ont été courts et peu violens. Une toux assez forte avec expectoration accompagne les attaques du spasme. Dans les intervalles, le malade a été tranquille, il a dormi, et a pris une quantité suffisante d'alimens légers. Il a maintenant toute sa raison; le teint est bon, il n'y a pas de malaise, le pouls est fréquent et assez fort, la peau fraîche et moite.

Le lavement a été donné avec peine, et rendu promptement, avec une petite quantité de matières liées. Après avoir fait prendre ensuite le bol et dix-huit onces de l'infusion de séné, on a donné un lavement qui contenait un gros et demi d'aloës succotrin, et qui, ayant été gardé pendant vingt minutes environ, a déterminé une autre évacuation peu copieuse de matières molles. Un gros d'aloës a été pris ce matin dans six onces d'eau, et n'a point encore eu d'effets.

> *R.* Aloës.................................. *un gros.*
> Eau commune......................... *sept onces.*
> Teinture aromatique................. *une demi-once.*
> Pour une solution.
>
> *En donner deux onces toutes les deux heures.*
>
> Vingt-quatre onces du lavement laxatif.
> Thé de bœuf.
> Bouillon pour le dîner.
> Thé matin et soir.

15. Le calme n'a été interrompu que par très-peu de spasme et de toux. Le malade a pris de la nourriture, et a bien dormi. Environ quatre-vingt-dix pulsations souples. Lorsque l'aloès et le lavement ont été donnés, il a rendu en petite quantité des matières dures. Une autre selle encore moins abondante et contenant un plus grand nombre de matières dures, a eu lieu ce matin. On

a donné ensuite trois gros de soufre sublimé, qui, ont fait rendre des matières plus abondantes, liquides et liées.

Un gros et demi de soufre sublimé lavé, à donner quatre fois
à une heure de distance, dans un peu de lait.

16. On a donné le soufre, avec addition de cinq doses. Point d'évacuations, point de spasmes; toux assez forte. Actuellement, douleur de poitrine, et respiration fréquente; depuis hier soir, le malade a refusé toute nourriture. Il a eu de l'assoupissement et une sorte de délire, et depuis le matin, il désespère de sa position. Les urines sont en quantité naturelle, le pouls est fréquent, mais assez fort, et la peau chaude.

Lavement laxatif.

R. Vin rouge............................... *huit onces.*

Eau................................... *une livre.*

Pour une mixture.

En donner une once de temps en temps.

17. Le malade expira peu de temps après le dernier rapport, dans une légère attaque de spasme.

Nécropsie.

En ouvrant l'abdomen, on observa qu'une grande partie des intestins était d'une couleur jaune foncée, et l'on vit, sur quelques portions de leurs membranes, un plus grand nombre qu'à l'ordinaire de vaisseaux rouges qui s'y ramifiaient. Les intestins grêles contenaient une grande quantité de bile, et il y avait, particulièrement dans l'iléum, quelques matières dures, d'un vert sale, et très-fétides. On trouva également, dans l'S romaine du colon et dans toute la longueur du rectum, une assez grande quantité de matières semblables. Néanmoins, les intestins ne paraissaient pas plus distendus que dans l'état naturel. L'estomac, le foie, et les autres viscères abdominaux ne présentaient rien de particulier. La vésicule biliaire était vide.

Les viscères thorachiques étaient sains.

Il y avait un léger épanchement séreux sous la dure-mère. Le cerveau était d'ailleurs dans l'état naturel.

Malgré la terminaison funeste de cette maladie, le soulagement que j'obtins en déterminant des évacuations alvines, est évident. Il est peut-être difficile de décider si l'épanchement trouvé sous la dure-mère était en partie la cause ou seulement l'effet de la maladie ; mais dans l'un ou l'autre cas, il est raisonnable de croire que, si j'avais insisté sur l'emploi des stimulans énergiques au point où l'on dit que cela est nécessaire pour dompter le tétanos, j'aurais augmenté l'épanchement. Ces remèdes ne m'ont paru nécessaires en aucune manière. Les évacuations n'ont point affaibli le malade, et l'examen attentif de chaque jour a prouvé qu'il se nourrissait assez, tandis que la nature des matières évacuées dans le cours de la maladie, et de celles que les intestins contenaient après la mort, m'autorisent à conclure que l'indication d'après laquelle je dirigeai le traitement était bien fondée.

Infirmerie royale, 29 décembre 1811.

Andrew Warrender, marin, employé dans le service d'un bac, âgé de soixante-cinq ans, a été apporté ce soir à l'hôpital. Il ne peut donner aucun renseignement sur sa maladie ; mais il paraît éprouver beaucoup de malaise ; il a une petite toux accompagnée de bâillemens ; la face est grippée, la peau et la langue sont sèches, le pouls est calme et petit ; il est probable que cet homme était en bonne santé le 26 du mois.

> Lavement laxatif.
> De temps en temps, une once ou deux de mixture saline ammoniacée.

30. Le lavement a été promptement rendu. La nuit a été orageuse, le malade n'a presque rien avalé ; il ne peut ou ne veut point parler ; il y a un spasme considérable dans les muscles des extrémités supérieures, et de l'abdomen. Une légère pression exercée sur cette dernière partie occasione du malaise.

> *R*. Eau commune...................... *une livre et demie.*
> Teinture d'assa fœtida.............. *deux gros.*
> *Pour un lavement à donner sur-le-champ, et ce soir encore, s'il est nécessaire.*

R. Calomel...................... *dix grains.*
Conserve de roses, quantité suffisante pour un bol à donner
   sur-le-champ, et ce soir encore, s'il est nécessaire.
Fomentation sur le ventre.
R. Vin rouge....................... *six onces.*
   Eau............................. *douze onces.*
   Pour une mixture.

En donner deux ou trois onces de temps en temps.
Deux livres de thé de bœuf.

31. Les deux bols et les deux lavemens ont été donnés; le malade a rendu des matières peu abondantes et d'un aspect assez
naturel, mais un peu poisséuses; il y a eu un peu d'agitation dans
la nuit, mais point de délire; des alimens et des boissons ont été
pris. Il n'y a point de spasmes en ce moment.

Douze onces d'infusion de séné.

En donner trois toutes les deux heures, jusqu'à ce qu'il y ait eu
des évacuations suffisantes.
Vin, et thé de bœuf.

1ᵉʳ Janvier 1812. Nuit tranquille, point de retour des spasmes,
langue nette, et pouls calme; évacuation plus abondante, matières brunes et fétides. L'infusion a été prise, et le malade désire
quelque liqueur forte.

R. Alcool faible....................... *quatre onces.*
   Eau commune...................... *deux onces.*
Donner deux onces de ce mélange toutes les quatre ou six heures.
Six pilules aloëtiques, pour ce soir.
Demain matin, quatre onces d'infusion de séné.
Supprimer le vin.

2. Évacuation de matières plus naturelles, pouls calme, langue
nette et humide, point de spasmes; appétit meilleur.

Quatre pilules aloëtiques, ce soir.
Même mélange d'alcool faible, et d'eau.

3. Évacuation de matières molles, brunes et fétides. Les pilules
n'ayant point eu d'effet, on en a donné de nouveau ce matin, mais
elles n'ont point encore agi. Point de spasmes, pouls calme et
langue nette.

Pilules aloëtiques, pour ce soir, et, s'il est nécessaire, quatre onces d'infusion de séné, demain matin.
Même mélange.

4. Évacuation assez convenable; le malade a eu de légères coliques, mais il est bien d'ailleurs.

R. Carbonate de magnésie................ *un gros.*
Rhubarbe en poudre................... *dix grains.*
Pour une poudre à prendre demain matin.
Un peu de nourriture animale pour le dîner.

5. Même poudre.
Supprimer le mélange d'alcool faible, et d'eau.

6. Les coliques continuent.

Supprimer la poudre de magnésie et de rhubarbe.

7. Les coliques sont dissipées.

R. Rhubarbe en poudre.................. *deux gros.*
Partagez en quinze doses égales.
En prendre une tous les matins.

Sortie.

Infirmerie royale, 24 juillet 1812.

Anne Tullis, âgée de vingt-trois ans, avait à l'heure de la visite, et pour la seconde fois, des spasmes dans les muscles fléchisseurs, principalement aux extrémités supérieures et inférieures. Les muscles abdominaux participaient à cet état, et paraissaient aussi durs qu'une planche. L'articulation des sons était très-confuse, mais les mâchoires n'étaient point resserrées, et la malade ne sentait aucune gêne ni à la nuque, ni vers l'appendice xyphoïde; mais elle se plaignait beaucoup d'éprouver dans les intestins la même douleur que s'ils étaient serrés par des cordes. Le pouls était petit et concentré, la langue était nette, et, selon ce qu'on rapportait, les selles avaient été régulières jusqu'à la journée précédente.

Elle avait fait usage du mercure sous forme de pilules et d'onguent, pendant quelques semaines, pour un mal de gorge vénérien, et l'on avait suspendu l'emploi de ce médicament depuis deux jours seulement, parce que la bouche était irritée.

> Pour demain matin, bol de jalap composé, avec addition de huit grains de calomel.

25. L'accès d'hier s'est terminé au bout d'une heure environ. Le bol a été pris : point encore de selle.

> Trois onces d'infusion de séné.
> S'il est nécessaire, lavement laxatif ce soir.

26. Il y a eu après le lavement une évacuation de matières copieuses, brunes, fétides et assez dures. La malade s'est plainte de malaise, et paraît avoir eu de légers spasmes ce matin.

> Seize pilules aloëtiques.
> *En prendre quatre d'heure en heure.*
> Seize onces de vin ordinaire.
> *En prendre deux onces de temps en temps.*
> Deux livres de thé de bœuf.

27. Il y a eu plus de malaise; point de spasme; teint meilleur; pouls calme et assez fort; langue nette; nourriture et vin pris avec plaisir. Évacuation assez abondante de matières consistantes, vertes et fétides. Les pilules ont été prises.

> Même quantité de vin.

28. La malade a eu dans la journée d'hier beaucoup de malaise, et pendant vingt minutes, des spasmes semblables à ceux qui ont été décrits; il s'y est joint de la douleur vers la partie moyenne du sternum, et l'impossibilité d'articuler; pouls régulier, assez fort; le vin et les alimens ont été pris avec plaisir; point d'évacuation.

> Mêmes pilules, et vin.

29. Il y a encore eu du malaise parfois; point de spasmes ni d'évacuation.

> Mêmes pilules.
> Lavement laxatif, s'il est nécessaire.
> Vin.

3o. Il y a encore eu du malaise ; point de spasmes , fèces abondantes , brunes , et d'une grande dureté. Les pilules ont été prises.

Demain matin, deux scrupules de poudre de jalap composée.

31. Évacuation abondante de matières molles , d'une couleur naturelle, et sans fétidité. Point de spasmes.

1er Août. Il n'y a plus eu de malaise ni de spasmes ; une évacuation.

R. Deux gros de rhubarbe en poudre, à partager en douze doses.

En prendre une chaque matin.

Sortie.

Ce cas , et celui d'Alexandre Buller , p. 221 de l'Appendice, militent contre les effets salutaires qui sont attribués au mercure dans le tétanos ; car chez les deux malades , ce médicament venait d'exercer son influence lorsque les spasmes tétaniques sont survenus. Ces deux cas fournissent en même temps une preuve satisfaisante de l'utilité des purgatifs dans cette maladie.

SECTION IX.

MALADIES ANOMALES.

Les histoires suivantes ne peuvent être rapprochées d'aucune des affections dont j'ai traité. Je les soumets cependant à l'examen du public médical, parce qu'elles offrent des exemples de la puissante efficacité des purgatifs , et qu'elles sont propres à déterminer le choix d'une pratique salutaire dans des maladies semblables, qui , si elles étaient combattues par toute autre méthode , pourraient se prolonger ou même être funestes.

Edinburgh, 13 octobre 1805.

James Macallum, âgé de quatorze ans, avait eu pendant quelques jours une violente odontalgie ; mais il ne l'éprouvait plus en
aucune manière, quand, le 6 du mois, il tomba subitement dans
un état d'inquiétude et de terreur auquel se joignaient une grande
agitation et de l'égarement dans les yeux. Ses traits annonçaient
en même temps de vives souffrances. Un purgatif qu'on lui donna
fit bien son effet, et il ne se plaignit de rien jusqu'à la soirée
du 12, où il fut saisi des mêmes accidens, qui l'ont tourmenté à
plusieurs reprises, dans la nuit suivante. On lui a fait prendre, le
lendemain matin, un autre purgatif qui a produit aussi des effets
convenables, et paraissait l'avoir soulagé.

14. Le malade a passé une nuit orageuse, des accès semblables
à celui qui a été décrit, se renouvelant toujours lorsqu'il était
prêt à s'endormir : il en a de fréquens ce matin ; quand ils surviennent, il paraît très-agité, se plaint d'un bruit qu'il croit avoir
lieu dans sa tête, et de tiraillemens dans les muscles des avant-
bras : il ne se fie pas à lui-même, et semble être soulagé quand on
cherche à le consoler et à l'encourager. Le pouls est calme et la
langue blanchâtre. Quand il n'est pas dans un de ces accès pénibles, on le croirait en pleine santé.

R. Un scrupule d'ipécacuanha en poudre, pour vomitif.

15. Le vomitif a fortement agi, mais ce qui a été rejeté n'annonce pas un grand embarras de l'estomac ; le vomissement a été
suivi d'une attaque, et il y en a eu de fréquentes depuis.

Un demi-gros de poudre de jalap composée, à donner sur-le-
champ, et, s'il est nécessaire, ce soir.

16. Les deux doses de poudre et deux pilules aloëtiques ont
été données. Ce matin le malade a rendu des matières assez peu
abondantes, moulées, et d'une couleur brune foncée ; il y a eu
des attaques fréquentes dans la nuit.

Un gros de poudre de jalap composée.

17. Selle analogue à celle d'hier, mais plus liquide.

> *R.* Séné.. *deux gros.*
> Tartrate de potasse et de soude........... *une once.*
> Extrait de réglisse...................... *un gros.*
> Eau bouillante......................... *une livre.*

Pour une infusion à prendre en trois fois.

18. Évacuation copieuse.

> Un demi-gros de poudre de jalap composée, à prendre ce soir.

19. Évacuation convenable. Depuis la nuit du 16, il n'y a plus eu d'inquiétude ni de terreurs subites.

> Un scrupule de poudre de jalap composée, à donner pendant trois ou quatre jours.

Cet enfant a continué de se rétablir, et n'a pas eu de rechute.

Edinburgh, octobre 1805.

Une jeune femme d'une constitution délicate, mais n'étant pas d'une mauvaise santé, fut prise d'une toux fréquente, forte et difficile, sans douleur dans la poitrine ni difficulté de respirer, ni fréquence du pouls, ni chaleur à la peau. Pour calmer la toux, dont la violence faisait craindre des ruptures de vaisseaux et l'hémoptysie, on fit plusieurs saignées, on prescrivit l'application d'un vésicatoire sur la poitrine, et la diète. La toux ayant entièrement ôté le sommeil à la malade, on donna du laudanum afin de le rappeler. Ces moyens, qui semblaient si propres à soulager, furent inutiles.

Les effets de quelques purgatifs qui avaient été donnés dans le cours de la maladie, prouvaient qu'il y avait chez cette femme une constipation habituelle, ou du moins temporaire. Il me sembla raisonnable, ainsi qu'à un autre médecin, de surmonter cette constipation par des médicamens plus actifs que ceux dont nous avions fait usage auparavant. Nous atteignîmes ce but, mais non sans difficulté. L'aspect et l'odeur des fèces n'indiquaient aucun état morbide, mais la quantité qui en fut rendue prouvait qu'elles s'étaient accumulées en grande masse. Il était hors de doute que ces circonstances avaient occasioné la maladie; car à mesure que les

intestins étaient débarrassés, la toux se calmait, et la convalescence faisait des progrès : notre malade en fut tellement satisfaite,
qu'elle consentit avec plaisir à faire des purgatifs l'usage nécessaire pour entretenir des évacuations régulières et complètes.

Quatre mois après, l'irritation de poitrine se renouvela, mais
en présentant des symptômes différens des premiers ; il y avait
alors vers la partie inférieure du sternum une douleur fixe que le
moindre exercice agravait, et qui était accompagnée de beaucoup
d'accablement et de faiblesse ; l'appétit était nul, il n'y avait point
de sommeil, l'expression des traits annonçait de grandes souffrances, et les joues étaient ou très-colorées, ou pâles ; il n'y avait
point de toux, et quand la malade reposait, lors même qu'elle
était couchée, la respiration n'était point gênée. La douleur fut
assez violente à son début pour faire craindre la suffocation, qui
parut avoir été seulement éloignée par une saignée copieuse faite
promptement. On répéta ensuite cette opération, mais elle fut
inutile, ainsi que le vésicatoire : une application de sangsues
sembla diminuer la douleur, et l'on prescrivit un régime sévère.

Le récit de la malade et l'examen d'une évacuation nous per-
suadèrent, au médecin ordinaire et à moi, que les selles étaient
régulières, et cela d'autant plus que, depuis la première indisposition de la malade, cette circonstance avait été l'objet de son attention. N'ayant point obtenu le soulagement que nous espérions,
nous craignîmes sérieusement qu'il n'y eût une vomique, et à
cette idée se joignait dans notre esprit celle d'une phthisie imminente. Nous ne dissimulâmes pas entièrement notre inquiétude
aux parens de la malade, et ils appelèrent aussitôt un troisième
médecin. Le résultat de nos opinions réunies fut qu'une irritation
nerveuse était probablement la cause de la maladie ; nous propo-
sâmes l'exercice à l'air libre, un régime plus substantiel, une
poudre et une mixture toniques. La malade ne pouvant supporter
le moindre exercice et n'ayant aucun appétit, ces motifs l'empê-
chèrent d'accepter les deux premières propositions, et nous
commencions à peine l'emploi des médicamens toniques qui
étaient pris avec beaucoup de répugnance, lorsqu'une selle copieuse, liquide, brune, et d'une fétidité particulière, fixa notre
attention. La conduite à tenir nous était clairement indiquée par

cette circonstance et par l'état antérieur de la santé; des purgatifs convenables expulsèrent une grande quantité de matières liées et fétides; la douleur diminua promptement, et, bientôt après, le soulagement était complet; au bout de huit à dix jours, il ne resta plus de traces de cette affection. La malade est très-bien maintenant.

Edinburgh, 1806.

Précis des détails qui ont été communiqués à l'auteur par une dame, sur sa propre maladie.

« Je me rendis à la fin de juin 1805 en parfaite santé, près de Moffat, pour y passer l'été. Voulant me promener et m'amuser en société, j'allais tous les matins boire une bouteille d'eau sulfureuse à la source même : comme l'exercice et l'usage de cette eau diminuaient un peu mon embonpoint, qui était considérable, je persistai jusqu'au commencement de septembre; alors des sueurs froides très-abondantes commencèrent à me tourmenter beaucoup pendant la nuit, et je ne pouvais les faire cesser que par l'application de la chaleur. Je perdis entièrement le sommeil : dès que mes yeux se fermaient, j'étais réveillée par des commotions nerveuses effrayantes, et avec un tel désordre dans mes idées, que je croyais être menacée d'aliénation mentale.

« On me dit que l'estomac était le siége de ma maladie, et que je l'avais occasionée en buvant une trop grande quantité de ces eaux : on me prescrivit une infusion de quinquina, de la canelle et d'autres médicamens très-excitans, ce qui me soulagea beaucoup. Je revins chez moi dans un assez bon état de santé, mais ayant l'estomac tellement affaibli, qu'il était peu d'alimens dont je pusse me nourrir sans éprouver une forte douleur après les avoir pris; les amers, l'air et l'exercice me furent ordonnés; je passai tout l'hiver en faisant usage de ces moyens, qui n'amenèrent aucun changement appréciable, si ce n'est que je devins très-maigre. Pendant tout ce temps, j'avais une constipation si opiniâtre, que je n'évacuais jamais sans le secours de médicamens actifs. A l'approche du printemps, chaque nouvelle douleur d'estomac me laissant plus faible qu'auparavant, j'achevai de perdre mes forces et mon embonpoint : alors on regarda la constipation comme la maladie principale, dont la douleur d'estomac n'était que l'effet, et l'on me conseilla l'usage de pilules purgatives, d'un régime laxatif, et d'un exercice modéré.

» Quand je devins votre malade, c'est-à-dire vers la fin de juillet 1806, je n'étais plus qu'un squelette ; je pouvais à peine me traîner, et j'étais si constipée, que seize des pilules que vous aviez ordonnées (pilules aloëtiques) m'étaient nécessaires pour évacuer ; à la fin de la semaine, la moitié de ce nombre produisait un aussi bon effet, et au bout de quinze jours, quatre pilules suffisaient ; les fèces commencèrent alors à prendre un aspect plus naturel, et à perdre leur odeur insupportable. Dans cet espace de temps, je rendis une quantité prodigieuse de matières singulières et non naturelles ; mes forces, loin de s'épuiser, augmentaient de jour en jour, et le retour de la santé m'était annoncé d'une manière certaine par un sentiment agréable de légéreté, qui m'avait fui depuis long-temps. Vers le milieu d'août, j'allai passer quelque temps à la campagne, et je pris un médicament mercuriel qui me tint le ventre libre, et dont la première dose m'irrita la bouche. Vous m'ordonnâtes alors des poudres composées, comme vous me le dîtes, de quinquina et de rhubarbe ; j'en prenais une dose deux fois par jour, ce qui avait un effet laxatif.

« Depuis que j'ai commencé à faire usage de ces médicamens, j'ai rarement senti la douleur d'estomac, et d'une manière légère seulement ; je prends maintenant, sans aucune crainte, un certain nombre d'alimens simples, et un exercice modéré ; je dors extrêmement bien, j'ai beaucoup d'appétit et d'activité, l'embonpoint et les forces reviennent de jour en jour. »

Octobre 1806.

J'ai souvent entendu parler de cette dame : à quelques légères indispositions près, elle a joui d'une bonne santé jusqu'à présent.

Edinburgh, 31 juillet 1821.

SUPPLÉMENT

A LA SECTION III.

. MARASME.

Lettre de M. James Russel, chirurgien d'Edinburgh, à l'auteur.

St.-Andrew's square, 8 septembre 1805.

« Mon cher monsieur,

» Je me fais un plaisir de vous exposer tout ce qui a rapport à la maladie de ma fille, que vous et M. Benjamin Bell avez eu la bonté de soigner dans l'été de 1803. Elle avait environ trois ans, et sa santé s'était altérée quelque temps avant que vous la vissiez ; elle était pâle et languissante, le pouls était fréquent, la langue chargée et l'appétit diminué ; mais comme on disait que les selles avaient toujours été régulières, aucun symptôme ne fut attribué à la constipation ; cependant vous ne tardâtes pas à penser que l'accumulation des fèces était la principale cause de la maladie, et à désirer d'agir dans cette vue ; mais bien que les remèdes les plus convenables fussent employés sans retard, cet état devint de plus en plus grave pendant quelques jours ; il y eut enfin de la disposition à la stupeur, de la céphalalgie et de fort battemens des artères temporales. Ces symptômes firent soupçonner une hydrocéphale commençante, et les personnes qui entouraient la malade en furent tellement effrayées, qu'on appliqua des sangsues à la tête, et cette saignée produisit un léger soulagement de quelques instans ; mais toutes ces variations dans les symptômes ne vous firent pas renoncer à votre opinion primitive, et vous continuâtes à donner des médicamens laxatifs. La persévérance que vous mîtes dans cette pratique eut des résultats évidémment avantageux : les intestins étant ainsi débarrassés par degrés d'une grande quantité de matières qui paraissaient y avoir été retenues pendant long-temps, l'état de la malade s'améliora de jour en jour, et le rétablissement complet fut bientôt obtenu.

» Cette maladie, dont j'ai pesé toutes les circonstances, et qui naturellement fixait beaucoup mon attention, me semble prouver d'une manière satisfaisante que, comme vous le pensez, la constipation peut occasioner de grands désordres, et donner lieu à des symptômes dont la réunion simule des affections qu'on attribue généralement à des causes bien différentes.

« Je suis avec respect, mon cher monsieur, etc., »

James Russel.

Lettre de M. Benjamin Bell à l'auteur.

Newton-House, le 20 septembre 1805.

« Mon cher monsieur,

« Comme vous m'avez permis de lire le manuscrit que vous vous disposez à publier concernant l'utilité des purgatifs dans certaines maladies, et que j'adopte vos opinions, je crois devoir vous communiquer un exemple remarquable des avantages de cette pratique dans une affection que j'ai traitée dernièrement, et qui est une des plus fâcheuses dont nous ayons connaissance.

Le vendredi 4 du mois, je fus appelé d'une manière pressante par des personnes qui étaient venues récemment de la distance de quarante milles dans un de nos hôtels, avec leur fille aînée, âgée de huit ans environ, dont la maladie avait commencé le 24 août dernier.

Au moment de ma visite, il y avait une violente céphalalgie que le mouvement augmentait beaucoup, et quatre-vingt-seize pulsations irrégulières ; les urines étaient rares, la peau et les narines étaient fort sèches. On avait prescrit sans aucun avantage tous les remèdes communément employés contre le mal de tête, comme des sangsues, un vésicatoire, et de petites doses de calomel et de jalap. Le voyage ayant aggravé les symptômes, je prescrivis de nouveau l'application des sangsues, et une poudre laxative de calomel et de jalap, qui agit convenablement et soulagea ; la tête fut rasée, mais ce cas étant très-important, je demandai promptement une consultation, et, avec le consentement de la famille, le docteur Monro l'aîné, et M. James Russel, chirurgien, un de mes amis, se joignirent à moi le lendemain matin. L'opinion adoptée dans cette consultation fut que les symptômes annonçaient une hydrocéphale : nous conseillâmes de donner trois fois par jour un grain de calomel avec autant de digitale pourprée en poudre, de faire matin et soir des frictions sur les membres avec un gros d'onguent mercuriel double, d'appliquer un vésicatoire au sinciput, et de faire prendre la poudre de bétoine comme du tabac, pour exciter la sécrétion du mucus nasal. Au bout de trois jours de ce traitement, les gencives étaient rouges et tuméfiées, mais le mercure n'avait encore produit aucune amélioration ; les sangsues avaient diminué la douleur de tête, mais peu de temps après elle avait repris toute sa violence : l'iris était fort peu sensible à l'action de la lumière, et le pouls était fréquent et irrégulier. La malade avait alors les intestins très douloureux, ce qui faisait soupçonner qu'ils étaient surchargés par des matières abondantes, bien qu'on eût déjà donné des laxatifs ; en conséquence, on prescrivit une forte dose d'infusion de séné, pour le 9 au matin. Le lendemain nous apprîmes que le purgatif avait fortement agi, qu'il y avait eu dix selles, et qu'à chacune la malade avait rendu beaucoup de matières noires, très-moulées, et d'une fétidité particulière. Voyant qu'il y avait du soulagement, que la céphalalgie était moindre, et le pouls plus régulier, nous donnâmes une autre dose de séné le 11 au matin, et les mercuriaux furent supprimés. L'effet de cette dose fut également énergique, et bien que les évacuations de la veille eussent été considérables, il y eut six ou sept selles copieuses, toutes extrêmement fétides, et d'une couleur brune. La malade eut beaucoup de malaise, d'oppression et de coliques, pendant l'effet de ces deux doses, mais aussitôt après le résultat de la seconde, tous les symptômes disparurent; elle ne sentait plus le mal de tête qu'en faisant un mouvement rapide, ses yeux avaient leur éclat naturel, son pouls était régulier, et elle avait autant de vivacité que dans l'état le plus sain. Elle prit le 12 une troisième dose de séné, mais moins forte que les précédentes; il y eut néanmoins trois ou quatre selles moins fétides que les premières, et d'un aspect plus naturel.

Dans la matinée du 13, la malade nous annonça qu'elle était parfaitement guérie, et sa mère, qui l'avait attentivement obser- vée pendant toute sa maladie, dit que, depuis la forte purgation déterminée par la première dose, elle avait constamment remar- qué, ainsi que ses domestiques, qu'on n'entendait plus la malade grincer des dents en dormant, comme elle le faisait auparavant, depuis plusieurs années. Comme l'état satisfaisant de cette jeune demoiselle se soutenait, on lui permit de retourner à la campagne le 17. On engagea sa mère à lui donner des laxatifs pendant quel- que temps, pour prévenir l'accumulation des fèces, et à faire usage de ces médicamens à l'avenir, quand les selles ne paraîtraient pas naturelles, ou suffisamment copieuses.

« Je suis., mon cher monsieur, etc. »

BENJ. BELL.

La mère de cette malade écrivit, le 29 octobre 1805, la lettre suivante à M. Bell.

« Mon cher monsieur,

« Comme vous avez eu la bonté de m'engager à vous donner encore des nouvelles de ma petite fille, je prends la liberté de vous adresser quelques mots pour vous apprendre qu'elle est presqu'entièrement rétablie. Quand elle ne fait pas trop d'excès, elle est vraiment très-bien. J'étais inquiète la dernière fois que je vous écrivis, mais votre réponse était très-satisfaisante, et s'est trouvée d'une grande justesse : on doit reconnaître que ma fille a été guérie par les purgatifs ; il me paraît nécessaire d'en donner encore un par semaine, mais j'espère qu'elle n'en aura plus besoin lorsqu'elle sera plus forte.

« Je suis, monsieur, etc. »

SUPPLÉMENT

A LA SECTION VI.

HYSTÉRIE.

Lettre de M. James Law, chirurgien à Edinburgh, à l'auteur.

« Mon cher monsieur,

« Peu de temps après que la seconde édition de votre ouvrage eut paru, j'eus occasion d'agir selon vos vues dans un cas d'hystérie. Les circonstances de la maladie et de la curation semblent être de si bons témoignages en faveur de votre méthode, que je ne puis m'empêcher de vous communiquer brièvement cette observation.

« Vers le milieu de septembre dernier, je fus consulté par mademoiselle E. R**, pour des accidens nerveux auxquels elle était sujette depuis environ six ans ; elle avait commencé à s'en ressentir vers l'âge de quatorze ans, à l'approche de la première époque menstruelle.

Lassitude, anorexie, diminution de l'embonpoint et des forces ; pâleur, inertie morale, et paroxysmes hystériques si fréquens, qu'il y en avait quelquefois deux ou trois dans un jour, tels étaient les symptômes les plus remarquables, quand je le vis pour la première fois. Elle avait habituellement une constipation

opiniâtre, mais les menstrues étaient assez régulières. Au début
de sa maladie, elle perdait facilement connaissance, et cela
n'arrivait d'abord qu'une fois par mois, vers l'époque menstruelle ; les syncopes se rapprochaient graduellement ; elles sur-
vinrent une fois en quinze jours, en huit, puis il y en eut plusieurs chaque jour, et elles prirent enfin, en juillet dernier, tous
les caractères d'une violente hystérie.

« Avant de me demander mes avis, elle avait consulté plusieurs
bons praticiens dans le nord de l'Angleterre, où elle faisait sa ré-
sidence, et on lui avait prescrit un grand nombre de médicamens.
Tout ce qu'elle se rappelait à cet égard, c'était qu'on lui avait
donné par petites cuillerées une liqueur qui la rendait très-pe-
sante et stupide, et qu'elle avait pris beaucoup de valériane et
d'assa-fœtida : on lui avait conseillé de venir ici pour prendre les
bains chauds à Porto-Bello, parce que les bains de mer froids ne
l'avaient point soulagée.

« Je résolus d'appliquer votre méthode à ce cas, et je donnai
les pilules de rhubarbe composées à des doses assez fortes et à
d'assez courts intervalles pour que toutes les matières contenues
dans les intestins fussent évacuées. Comme la malade était à Porto-
Bello, près d'Edinburgh, je recommandai d'une manière expresse
à sa mère, d'examiner les selles, et de me rendre exactement
compte de leur aspect. D'après ce qui me fut rapporté, cinq à
huit pilules expulsèrent une grande quantité de matières fétides,
brunes et dures ; je conseillai à la malade de prendre deux de
ces pilules tous les soirs, ce qu'elle fit pendant quelque temps :
elle était alors devenue plus facile à émouvoir, et une pilule prise
tous les jours, même tous les deux ou trois jours le soir, a suffi
pour régulariser les selles.

« Depuis le premier effet du purgatif, elle n'a pas eu la plus
légère attaque d'hystérie, à l'exception d'une qui n'a été, pour
ainsi dire, qu'imminente, et qu'elle avait provoquée en se fati-
guant et en s'échauffant beaucoup. Elle a recouvré son appétit,
ses forces, la fraîcheur et l'embonpoint ; d'indifférente et d'en-
gourdie qu'elle était, elle était devenue vive et enjouée. Comme
elle était à proximité des bains, elle a pris quatre fois le bain de
mer tiède ; mais je ne puis attribuer en aucune manière la guéri-

son à celui-ci, puisque les accès hystériques avaient cessé depuis quelque temps, lorsqu'elle en a commencé l'usage.

« Je suis, etc. »

JAMES LAW.

Edinburgh, 3o décembre 18o6.

SUPPLÉMENT

A LA SECTION VIII.

TÉTANOS.

Extrait d'une lettre adressée à l'auteur par M. John Burns, chirurgien à Glasgow.

Glasgow, 13 août 1811.

« J'ai soigné dernièrement, avec le docteur Freer, professeur de médecine à notre université, et M. Wilson, chirurgien de cette ville, un malade qui avait une affection tétanique. Je vous autorise à publier l'observation suivante, dont cette maladie est le sujet.

« R. Z***, âgé de cinquante ans, vivant avec tempérance, et, pour user de sa propre expression, ayant des évacuations alvines aussi régulières qu'un mouvement de pendule, fut pris, le 1er juin 1811, d'une toux qui était accompagnée de quelque oppression, et dont les secousses occasionaient de la céphalalgie. Du 1er au 7, on lui fit une forte saignée, on le purgea, on lui appliqua un vésicatoire, et on lui donna une mixture qui contenait de la scille et de la digitale pourprée. L'état de la poitrine fut amélioré, mais le malade se plaignait encore d'anorexie, de langueur, de flatuosités et d'un peu de constipation. Il prit, du 10 au 17, de la teinture de mars et des poudres laxatives composées de magnésie, de rhubarbe et d'un peu de gingembre; le 18, les évacuations étant plus difficiles à obtenir, il prit six grains de calomel, qui firent très-peu d'effet. Le 19, il fut saisi, le matin de bonne heure, de spasmes violens et presque continuels; le diaphragme parut être la première partie qui en fut atteinte; le malade éprouvait dans cette région une constriction qui fut à l'instant suivie d'une légère extension de l'épine, comme à l'approche du tétanos, et de tres-saillemens dans les bras et dans les jambes. Le pouls était naturel, la langue gercée, et il y avait quelques désordres dans les idées. Il prit la mixture suivante en plusieurs fois, dans l'espace de trois heures.

<blockquote>
R. Camphre............................ dix grains.
Magnésie.. .... un scrupule.
Sirop simple....................... deux gros.
Teinture d'opium.................. soixante gouttes.
Eau de menthe poivrée............. une once.
Eau de fontaine. .... trois onces.
Mêlez.
</blockquote>

« L'effet de cette mixture fut aussi borné que je l'ai constamment observé de la part des calmans et des antispasmodiques, dans le tétanos; alors on donna une mixture purgative composée de sels, de séné, et une dose de calomel. Le malade rejeta promptement la plus grande partie de ces médicamens, et malheureusement il ne put avaler les pilules. Il avait de fréquentes nausées qui étaient excitées même par les boissons les plus simples, et par la seule vue des alimens. Les spasmes se renouvelaient toujours très-souvent; on lui donna dans l'après-midi un lavement fortement purgatif qui détermina quelques selles fétides, et les spasmes devinrent moins violens et moins fréquens. Le lendemain il prit des laxatifs, particulièrement du calomel, qu'il garda, et un lavement lui fut donné dans l'après-midi. Ce dernier agit assez bien, probablement parce que le calomel avait été pris. Les spasmes continuaient encore, quoique avec moins de force; le pouls était aussi bon que dans les premiers jours. Le malade prit, le 21, une solution de phosphate de soude, dont une partie fut retenue, et qui produisit une ou deux selles fétides et brunes : on lui fit

16

prendre le soir une potion calmante qui n'eut aucun résultat sensible. Le lendemain, on donna de nouveau les laxatifs et le lavement le soir, et le malade eut deux ou trois selles très-fétides, qui furent suivies d'une rémission évidente des symptômes. Dès lors il fut aisé de tenir le ventre libre, en donnant des laxatifs, et le malade, entretenant avec soin la régularité des selles, recouvra son appétit et ses forces.

La principale difficulté dans ce cas, provenait de ce que l'estomac étant extrêmement irritable, les médicamens étaient souvent rejetés, et le malade ne pouvait avaler les pilules, qui auraient probablement été gardées. Les dissolutions salines données en lavement, ont été fort utiles dans ces circonstances.

TÁBLE

Des formules dont il est fait mention dans cet ouvrage, et qui appartiennent à l'Infirmerie royale d'Edinburgh.

Bol de jalap composé.

R. Jalap en poudre...................... *un scrupule.*
Calomel............................ *cinq grains.*
Conserve de roses..................... *quantité suffisante.*

Décoction de son.

R. Son.............................. *deux onces.*
    Faites bouillir dans douze livres d'eau de fontaine, réduites à neuf; laissez reposer, et décantez.

Lavement laxatif.

R. Muriate de soude..................... *une demi-once.*
Huile de navets...................... *une once.*
Eau tiède........................... *une livre.*
    Mêlez.

Lavement fétide.

R. Assa-fœtida........................ *deux gros.*
Eau tiède........................... *dix onces.*
Jaune d'œuf......................... *quantité suffisante.*
    Faites dissoudre.

Lavement purgatif.

R. Feuilles de séné...................... trois gros.
Sulfate de soude...................... une once.
Eau bouillante...................... une livre.
Faites infuser, et passez.

Potion anodine.

R. Teinture d'opium...................... vingt-cinq gouttes.
Eau de fontaine...................... une once.
Sirop simple...................... deux gros.
Mêlez.

Potion avec l'huile de ricin.

R. Huile de ricin...................... une demi-once.
Eau distillée...................... une once.
Esprit de myrte-piment...................... un gros.
Eau de potasse...................... vingt gouttes.
Mêlez.

Potion saline effervescente.

R. Sous-carbonate de potasse...................... quatre scrupules.
Eau de fontaine...................... quatre onces.
Faites dissoudre, et passez.

R. Suc de citron...................... deux onces.
Sirop simple...................... une once.
Eau de fontaine...................... une once.
Mêlez.
Donner une once de chaque mixture, pour une dose.

Il faut donner d'abord la solution de carbonate de potasse, et aussitôt après, la mixture avec le suc de citron.

Infusion de séné.

℞. Feuilles de séné...................... *une once et demie.*
Semences de coriandre broyées.......... *une demi-once.*
Surtartrate de potasse................. *deux gros.*
Eau de fontaine....................... *une livre.*
    Dissolvez le surtartrate de potasse dans l'eau bouillante ; versez la liqueur sur le séné et sur les semences ; faites infuser pendant une heure, dans un vase couvert, et passez à froid.

Mixture aromatique de quinquina.

℞. Quinquina en poudre.................. *une demi-once*
Mucilage de gomme arabique............. *deux onces.*
    Mêlez parfaitement, et ajoutez peu à peu :
Eau de fontaine....................... *cinq onces.*
Teinture de canelle................... *une once et demie.*
    Mêlez.

Mixture diaphorétique antimoniale.

℞. Eau de fontaine...................... *cinq onces et demie.*
Sucre................................. *un gros et demi.*
Vin stibié............................ *deux gros.*
Teinture d'opium...................... *trente gouttes.*
    Mêlez.

Mixture diaphorétique saline.

℞. Acétate d'ammoniaque liquide.......... *trois onces.*
Eau de fontaine....................... *trois onces.*
Souscarbonate d'ammoniaque............ *dix grains.*
Sirop simple.......................... *six gros.*
    Mêlez.

Mixture mucilagineuse.

℞. Décoction de guimauve................ *quatre onces.*
Sirop simple.......................... *une demi-once.*
    Mêlez.

Mixture saline ammoniacée.

R. Suc de citron. . . . . *une once et demie.*
Souscarbonate d'ammoniaque préparé. . . . . . *un demi-gros,*
ou quantité suffisante pour saturer l'acide.
Eau de fontaine. . . . . *trois onces et demie.*
Sirop simple. . . . . *une once.*
Mêlez.

Boisson acide végétale.

R. Décoction de son . . . . *trente onces.*
Surtartrate de potasse. . . . . *quatre scrupules.*
Sirop simple. . . . . *deux onces.*
Mêlez.

Solution d'assa-fœtida.

R. Assa-fœtida. . . . . *deux gros.*
Eau bouillante. . . . . *douze onces.*
Jaune d'œuf. . . . . *quantité suffisante.*
Faites dissoudre.

FIN.

TABLE DES MATIÈRES.

APPENDICE.

SUPPLÉMENT A L'APPENDICE.

FIN DE LA TABLE.

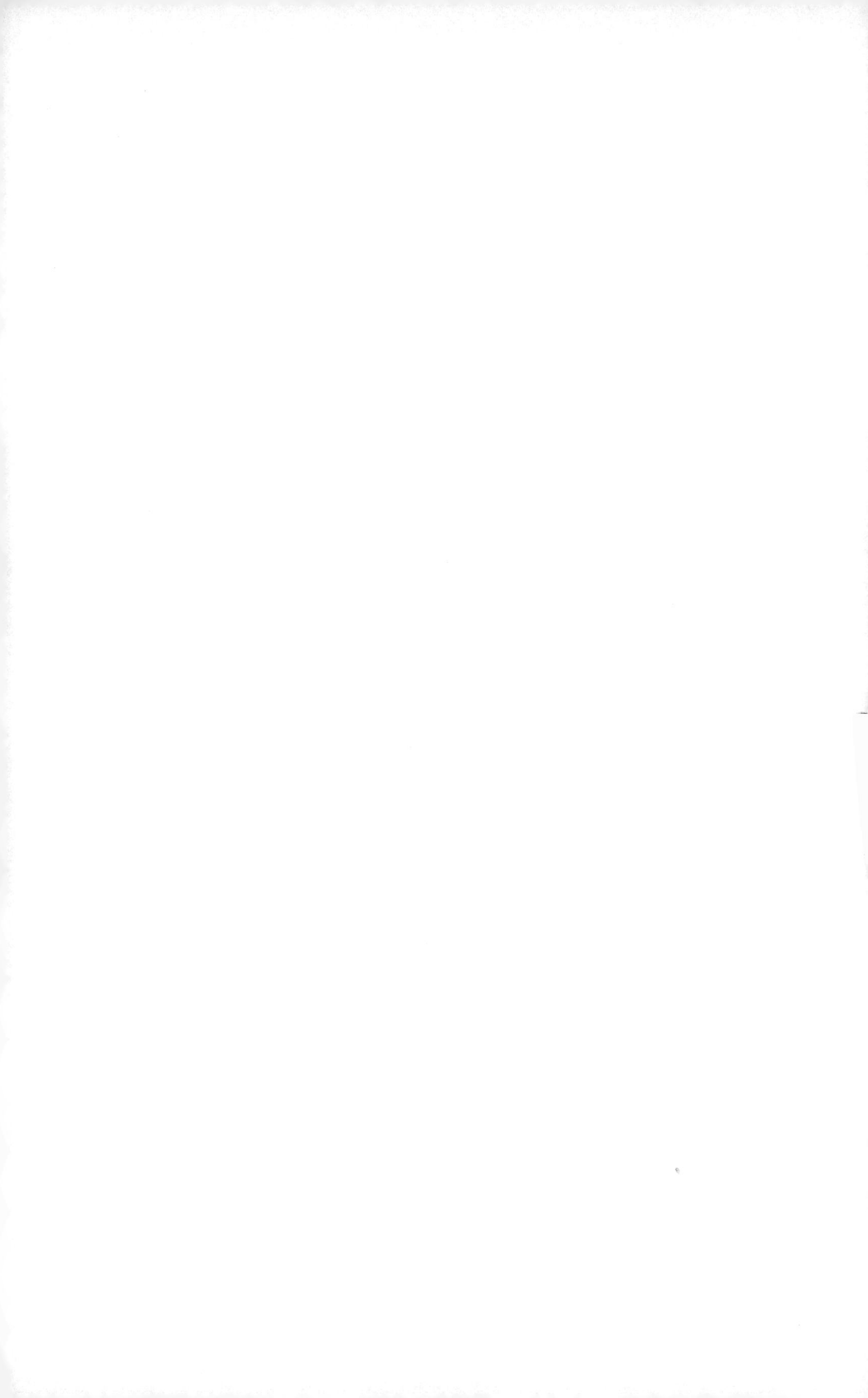